眼科専門医が
教える最新知識

スマホ時代の眼《め》メンテナンス

Eye care in the smartphone era

Kurihara Daichi
栗原大智
眼科専門医・ドクターK

高橋書店

あなたには、こんな悩みはありませんか？

夕方になると目がかすむ……
目が疲れて、最近では頭痛や肩こりがひどい……
スマホを見る機会が増えて、視力低下が心配……

現代社会は、目にとって非常に負担が大きい時代です。パソコンの文字が見えなければ仕事になりません。スマホが普及してからは、動画などの娯楽も大切な人とのコミュニケーションも小さな画面を通して完結してしまいます。人類史上これほど目を酷使する時代はなかったと言っても過言ではありません。

さらに、「人生100年時代」と言われるように、私たちの寿命は確実に長くなっています。しかし、目の健康寿命は残念ながら100

年もありません。

もし、目の病気で視力が低下してしまったら、自動車での運転など移動は制限され、美しい風景を楽しむことも、大好きなドラマや映画も見ることも、本を読むことも難しくなります。たとえ寿命が延びても、人生の楽しみは大きく制限されてしまうでしょう。

それなのに、日常的に目の健康を守るケアができている人はごくわずかです。目の不調を感じている人の中で、正しい目のケアを知り、実践している人はどれほどいるでしょうか？

大事な目を守る知識こそが、現代人に必要です。

今こそ、目に関する常識をアップデートして、たった2つしかない大切な目を守りましょう。

目からウロコが落ちる

目の常識　ウソ？　ホント？

あなたは、どれくらい目のことを知っているでしょうか。
次の目の知識のうち、正しいと思うものに☑を入れてみてください。

- □ 疲れ目予防にはブルーライトカットメガネが効果的
- □ 目を温めるには、蒸しタオルを使うのがベスト
- □ ドライアイを治すには、目薬で潤いを補給するしか方法はない
- □ 目薬を全体にいきわたらせるため、1回に2滴以上さす必要がある
- □ メガネを清潔に保つには、皮脂汚れが落ちるよう温水で洗うと良い

- 転倒防止のため風呂はコンタクトレンズを付けて入ったほうが良い
- 20〜30代の若者は老眼にならない
- 20〜30代の若者は白内障にならない
- 認知症と視力は関連がない
- 視力回復には、ブルーベリーを食べるのが良い
- 目の紫外線対策には真っ黒なサングラスをかければ良い
- コンタクトレンズは摩擦に弱いため、こすり洗いはなるべく避ける
- 暗い部屋で本を読むと目が悪くなる

答えは次のページに

実はこれ、ぜんぶ正しくありません。

目の治療技術は日々進歩しています。その結果、かつては「本当」だと思われていた常識が実は違っていた、または根拠のないものだった、と分かるケースも少なくありません。誤った知識のまま「効果のないケア」を続けるのはとてももったいないことです。かん違いしていた項目がある方は、本書で紹介する「最新知識」で、目の寿命を延ばすメンテナンス法を身につけてください。

アイフレイルを遠ざけて、クリアな視界を取り戻そう！

体力が衰え、体が疲れやすくなるように、目も少しずつ機能が衰えていきます。この、加齢に伴う目の機能低下を「アイフレイル」と呼びます。

「フレイル」とは、健常と要介護の中間の状態のこと。つまり放置すれば機能が衰え要介護状態になります。しかし、正しいケアをすれば健常にUターンもできる踏ん張りどころなのです。

本書では左のような症状の解説やセルフケア、治療法を紹介。今からでも間に合います。目の機能低下「アイフレイル」からあなたの目を守りましょう。

本書に掲載している症状とセルフケア

はじめに

このたびは本書を手に取っていただき、ありがとうございます。

私は眼科専門医の栗原大智と申します。関東近郊の病院で眼科医として患者さんの診察や手術を行うかたわら、「ドクターK@眼科医パパ」としてX（旧Twitter）などのSNSで目の健康に関する啓発活動に取り組んでいます。

近年、目の不調を訴える患者さんが本当に増えています。スマホやパソコンが普及し、私たちは毎日、長時間小さな画面を眺めて暮らすようになりました。その結果、目はとても酷使され、目の不調というしわ寄せが起こっているのです。

そのような状況だからこそ、これまで以上に意識して目を守ることが重要です。実は、知っていれば防げる目の不調や病気も少なくありません。しかし、正しい知識を持って、それを実践できている人は多くありません。

本書には、これまで私が啓発活動で発信してきた内容をふんだんに盛り込みました。中には驚くような情報もあるかもしれませんが、それこそが本書の狙いです。本書を通じて、目を守る方法を知り、日常生活に役立てていただければ幸いです。

本書をきっかけに、皆さんの目の常識がアップデートされ、現代の時代に合った目の健康管理を実践できるようになれば嬉しいです。

目に関する最新情報を紹介
Xアカウント X.com/doctorK1991

第3章

いつまでも自分の目で見るために
知っておきたい
目に悪い7つの習慣、目に良い7つの習慣

本文デザイン:亀井文(北路社)
本文イラスト:みみすけ、亀井文(北路社)
校正:荒川照実

本書は2025年3月時点の情報に基づいて書かれています。最新情報は必ずご自身でご確認ください。

第
1
章

目のケアをした人、しなかった人の人生はここまで変わる

目の不調は、単に見えにくさだけでなく
あなたの人生の質にまで関係してきます。
目の不調が引き起こすリスクについて
正しく理解しておきましょう。

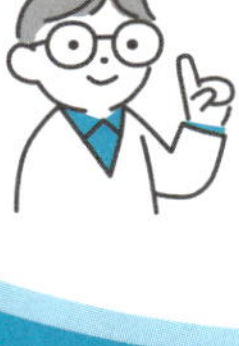

人生100年時代。目の健康が人生を変える

あなたはどれくらい自分の目のことを気にしていますか？

意識してみると、意外と不安・不満を感じている方も多いでしょう。それは、目の健康維持が、生活の中で大事だということを認識されているからです。実際に僕の外来の患者さんにも、目のケアに不安を抱えて診察に来られる方が増えたと感じています。

これまでは、60歳前後でリタイアし、老後の生活を楽しむというライフスタイルが一般的でした。しかし、現在では70歳や80歳になっても元気な方が多く、仕事や趣味をバリバリ続けています。**健康的な生活を送るうえで、今のうちから「目の健康」に気を配ることが不可欠**です。

見えることで人生は豊かになる

「人は情報の8割を目から得ている」という言葉を聞いたことがある方もいる

でしょう。実は「8割」という数値にはたしかな裏付けはないのですが、私たちの生活で視覚が多くの情報を提供しているのは事実です。

例えば、目を閉じると歩くことは難しくなります。普段何気なく過ごしている自分の部屋でさえ、目をつぶっていると手足をぶつけてしまうでしょう。日常の活動や楽しみは、目から得る情報に依存しています。**視覚は私たちの感情や楽しみを豊かにしてくれます。**遠くの美しい景色に感動し、映画やスポーツ観戦をより一層楽しむためには「よく見える目」が重要です。**視力が低下してぼやけた世界では、同じ体験をしても得られる喜びは減ってしまいます。**

特に、現代ではスマートフォン（以下スマホ）やパソコンが仕事や私生活において必要不可欠な道具になりました。子どもも大人も、これらの機器をコミュニケーションや調べ物、息抜きなどに毎日利用しています。こうした情報のほとんどは視覚情報です。目がよく見えれば、それに越したことはありません。

ところが、この生活に必要なスマホが、さまざまな目の病気を引き起こしていることを知っていますか？

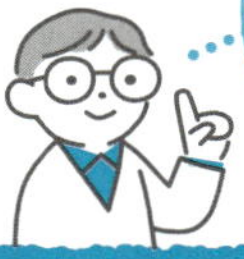

眼科医のつぶやき

「視覚情報が8割」の日本語での最古の文献は1972年出版「産業教育機器システム便覧」。五感の知覚割合は味覚1.0%、触覚1.5%、嗅覚3.5%、聴覚11.0%、視覚83.0%と載っていますが、もととなる文献は示されていません。

スマホの悪影響は、ドライアイ・眼精疲労だけではない

スマホは、日本人の9割以上の方が所有する生活に欠かせない存在です。SNSや動画配信、ゲームアプリなど便利なサービスが増え、スマホに費やす時間が増えている方も多いと思います。

それに伴い、目にもさまざまなトラブルが現れることをご存じでしょうか。**いちばんの影響は、ドライアイや眼精疲労です。**

ドライアイは、涙の分泌量が不足し、涙の質のバランスが崩れることで、目の表面が乾燥して不快感や見えにくさなどを引き起こす病気です。ゴロゴロする、ぼやけて見えるなどがその症状です。**スマホの使用時は、まばたきの回数が減り、涙が乾きやすくなり、ドライアイの症状が強くなります。**眼精疲労は目の使いすぎで生じ、目の疲れに加えて、頭痛や肩こりなどの症状も引き起こします。

しかし、スマホが引き起こすトラブルはこれだけではありません。特に要注意のトラブルは次の3つです。

1. スマホ老眼

老眼は、目のピント調節機能が低下して手元の物が見えにくくなる状態です。40代で始まることが多いため「加齢」が原因と考えられがちですが、**スマホを使っている若い世代にも老眼に似た症状が出てきています。**

2. 内斜視

内斜視は、右目か左目のどちらかの視線が内側に向かう状態です。長時間、近くを見ていると、寄り目の状態が続き、目を動かす筋肉が緊張しやすくなります。特にスマホは画面が小さく、スクロールによって目を動かさなくても文字や画面の動きを追えるため、より内斜視を引き起こしやすくなります。

3. 睡眠不足

眠くなるとき、脳ではメラトニンというホルモンが分泌されます。寝る前にスマホを見るとその光がメラトニンを減少させ、睡眠の質が低下し、日中、集中できなくなります。

このようにスマホの使用は私たちの目に負担を与えています。さらにスマホは我々の視界の一部も奪っていることをご存じでしょうか。

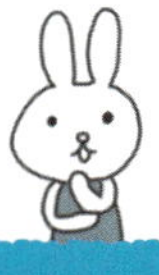

スマホはあなたの視野を半減させる

あなたはスマホを見ているとき、どのくらい視界が見えていますか？「スマホを見ていても7～8割くらいは見えている」と思っている方は注意が必要です。実は**スマホの使用により45～56％視野が狭くなり、周囲の状況変化を見落とす**可能性があります。特に、下方向で71％程度狭くなることが示されています。

実際、東京消防庁管内では令和2年から令和6年までの過去5年間で歩きスマホなどに関わる事故により、１４３人が救急搬送されています。その内訳は、50代が26人と最も多く、全体的に見ると20代から50代、70代の救急搬送が多くなっています。多くの場合は軽症でしたが、中にはホームから転落してしまう方もいます。

小さな画面を長時間見つめ続ける生活は、大人の目だけでなく子どもの目にも大きな影響を与えています。

例えば、**スマホの使いすぎで内斜視が進行**してしまい、手術をした10代のお子さんの例が報告されています。通常はスマホの使用時間を制限すれば元に近い状態まで戻るのですが、中には手術が必要になるケースもあるのです。

スマホは緑内障、白内障のリスクにもなる

また、**スマホの使いすぎで問題になるのが、近視の進行**です。

近視が恐ろしいのは、その程度が強くなると、白内障や緑内障などさまざまな目の病気のリスクが高くなることです。「近視でもメガネやコンタクトレンズで対処すれば問題ない」と考える方の多くはこの事実を知らないでしょう。僕の外来でも「視力が悪くなるからメガネをかけたほうが良い」と理解はしていても、近視が白内障や緑内障の原因になることまでは知らない方もいます。

近視はさまざまな目の病気を引き起こします。さらに、視力低下の影響はあなたの脳の働きにまで及ぶこともあるのです。

眼科医のつぶやき

近視の急増に警鐘を鳴らすため、日本眼科医会を中心に、YouTube 動画などで、近視の啓発活動を実施しています。【すすむ近視をなんとかしよう！】イヌ、屋外活動をおすすめする の巻（日本眼科医会）。

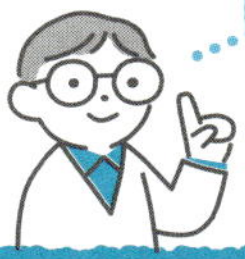

目が悪くなると認知症になりやすくなる

　高齢化が進む日本では、認知症患者数が増えてきています。「令和6年版高齢社会白書」によれば、認知症を患う高齢者の数は443・2万人に及び、高齢者の12・3%、つまり8人に1人は認知症です。しかも、この数は年々増加すると考えられています。

　そして、この認知症のリスクには、視力の低下が密接に関わっている可能性があると分かってきました。人間は外部からの多くの情報を、視覚を通して得ており、その情報は脳に伝わります。**視力が低下したり、視野が狭くなったりすると、この脳への刺激が減ってしまい、その結果、脳の働きがおとろえてしまう危険性がある**のです。

視覚障害の認知症リスク

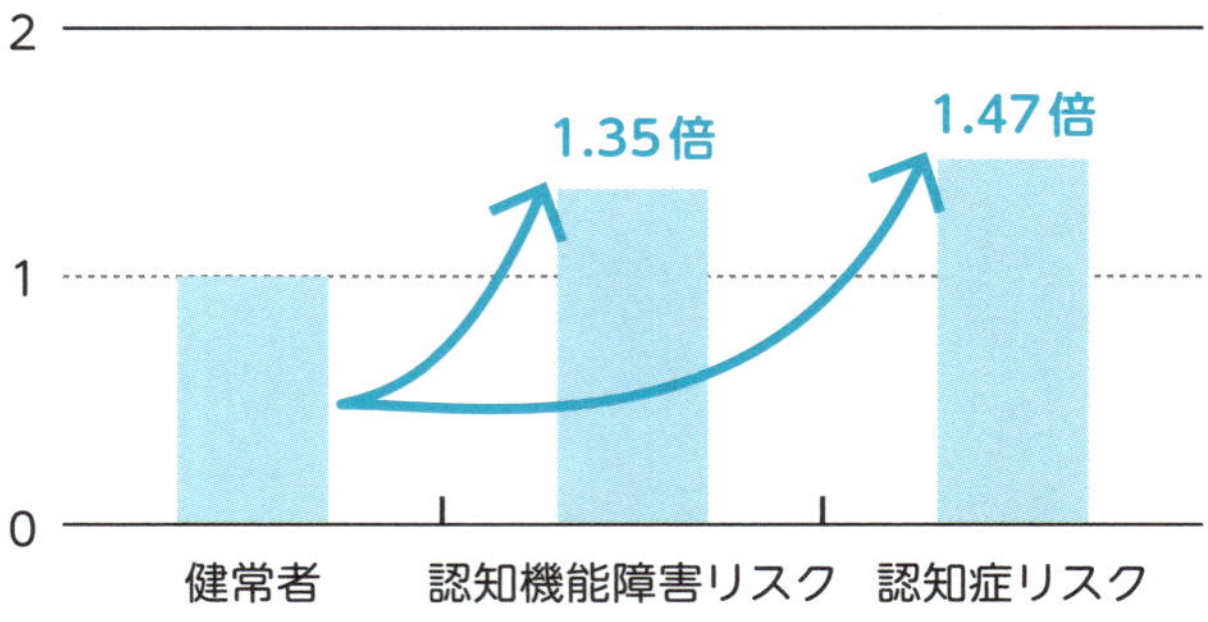

実際に、2021年に発表された研究では、視力障害が認知症の発症リスクを1・47倍に、認知機能障害の発症リスクを1・35倍に引き上げると報告されています。イギリスの医学雑誌『ランセット』が設立した委員会も、認知症のリスク要因としてあらたに「視覚障害」を加えました。

これらの報告や発表によって、視力が認知機能にも影響を及ぼす重要な要因であると注目を集めています。**視力低下や視野障害が引き起こす問題は、単に「見えにくい」という日常の不便さだけにとどまらず、物事を覚えていられない、重要な決断ができないなど、認知機能低下の原因になりうる**のです。

日本人を対象とした研究では、視力低下を改善することで、軽度認知障害の患者の認知機能が改善したという報告もあります。

視力に関する問題を早期に発見・治療することが、認知症予防の一環として非常に重要です。視力を守ることは、あなたの脳を守ることなのです。

さらに、目が悪くなると脳に影響するだけではありません。「最近転びやすくなった」ことは、目も関係していることが分かってきています。

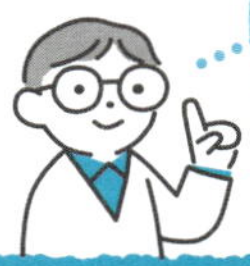

眼科医のつぶやき

この報告では85歳前後の高齢者が白内障手術をすると、認知機能に異常がない方でも、手術前より認知機能テスト（MMSE）の点数が上昇しました。目がよく見えることが認知機能に重要なことが分かる良い例ですね。

目が見えにくくなると、転倒や骨折が増える

視力が低下したり視野が欠けたりすると、見えにくくなるだけでなく、転倒リスクが高まることが知られています。

転倒は、筋力低下だけでなく、環境的な要因によっても引き起こされます。例えば、家にあるちょっとした段差やカーペット、コンセントのコードなどが転倒の原因となります。照明の暗さも転倒しやすくなる原因の一つです。目の病気によって視力が低下すると、こういった障害物の形が見えにくくなり、存在に気づきにくくなります。**実際、視力が悪い（矯正した視力が0・5未満）と、転倒リスクが高まるという報告があります。**

また視力が良くても、緑内障などによって視野が欠けていると（特に視野の下の部分が欠けている場合は）転倒しやすくなると言われています。

転倒➡介護➡寝たきりを防ぐためにも目の健康が重要

このように視力低下や視野の欠けは転倒リスクを上げてしまいます。転倒に

よって、頭を強くぶつけたり、骨折したりすると、支援や介護が必要になる場合もあります。実際に、日本の高齢者の介護が必要となった主な原因として骨折や転倒は上位に位置しています。

これらのリスクを下げるため、目の健康に気を配ることがこれから非常に重要になっていくのです。**定期的な視力検査や、適切な治療、そして運動を行うことで、転倒リスクが低下する**という報告もあります。

しかし、ネットやSNSを見てもさまざまな情報があり、どれを信じて良いのか分からなくなってしまうこともあると思います。本書には、僕がネットやSNSで情報発信をしていく中で、よくある質問や反響のあった内容だけでなく、眼科医として知っておいてほしい、視力や視野を保つ、あるいは向上させるために重要な情報をたくさんまとめています。

目のケアを意識することで、あなたの人生は大きく変わります。ぜひ次の章からあなたの目の常識を更新し、100年使える目を手に入れましょう！

COLUMN

うつ病と視力の意外な関係

気分が上がらないときや落ち込んだとき、目が疲れたり、物の見え方が悪くなることがありますよね。

そのときの気分が目の症状を悪化させることがあります。うつ病までいかなくても、**ストレスがドライアイの症状を悪化させたり、目の病気の原因になったりする**と言われています。あなたの目は、長時間の酷使によって疲れているだけでなく、精神的な負担で症状が悪化しているのかもしれません。

精神的な不調を感じている場合は、心療内科医や精神科医に相談すれば、目の症状も改善する可能性があります。

逆に、「目に何かしらの視覚障害（見えにくさや視力低下など）があると、その程度によらず、うつ病になりやすい」という報告もあります。目の不調は、心の健康のためにも改善しておくと安心ですね。

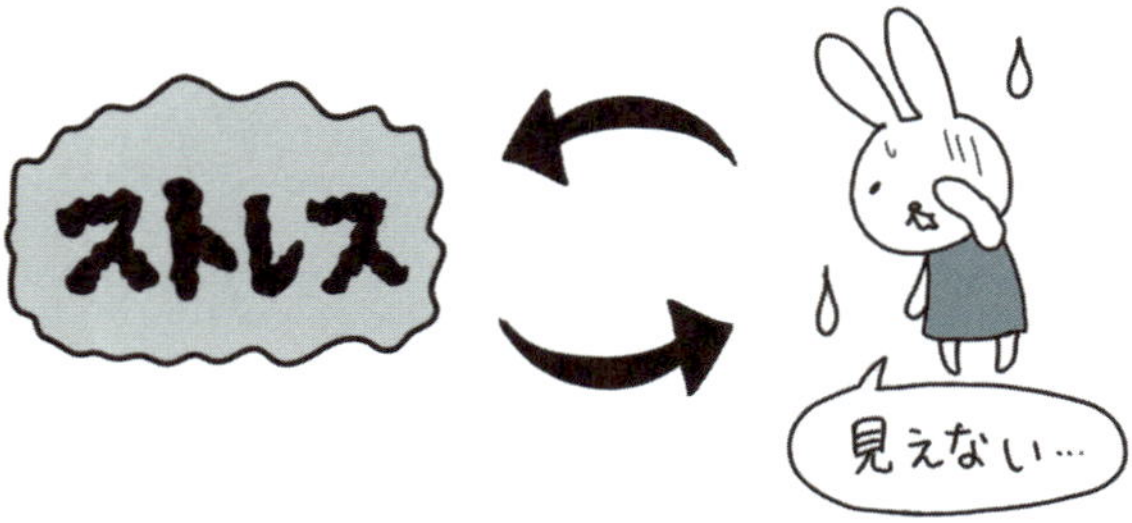

第2章

あなたの常識は本当に正しい？

正しく理解する目の常識5選

情報があふれる現代。
しかし、目に関する情報には案外誤りが多いのです。
ここでは意外と知られていない
誤った目の常識について解説します。

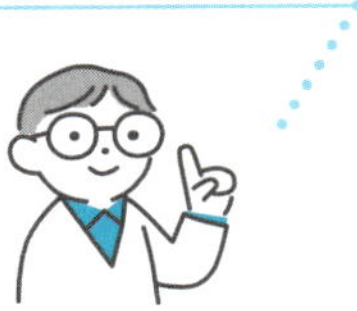

常識 1

目を酷使すると視力は悪くなる？

目の疲れやドライアイの原因になることはあっても、大人の場合は使いすぎが理由で視力が下がることは少ない。ただし、子どもは注意が必要

目を酷使すると目が悪くなると思っていませんか？　この場合「目を酷使する」というのは、本やスマホ、テレビなどを長く見ることを指しますよね。

たしかに、子どもの場合は本やスマホを近くで見ていると、目が近くの物を見やすい構造に変わりやすくなります。その結果、近視（遠くが見えにくい状態）が進み、遠くの物が見えにくくなることもありえます。

一方、**大人の場合は近視が進むことは少ないです。その代わりに目の疲れを感じやすくなり、ドライアイによる目の乾きや異物感などの症状も出てきます。**

中には一時的に見えにくさが出てくることもあるでしょう。しかし、通常は目を休めたり、目薬を使ったりすれば、症状が改善します。目を酷使するほどに目（視力）が悪くなっていくわけではありません。

これと似た誤解として、「メガネをかけると目が悪くなる」と思っている方がいます。結論から言うと、**一部の例外を除きメガネをかけても視力は低下しません。むしろ目に合ったメガネを使えば、目が疲れにくくなります。**

サイズや度数が合わないメガネを使い続けると、目の疲れから見えにくさを感じる場合がありますが、適切なメガネに替えれば症状は改善していきます。

また、メガネの度数がだんだん合わなくなることもあります。メガネを作ってから年数が経っているのであれば、度数が自分の目に合っているかどうかを確認すると良いでしょう。

その他にも、近くを見るときに老眼鏡を使っていなかったり、遠くを見る用のメガネで近くを見ていたりする方がいます。これも目の疲れの原因になるため、メガネは見たい場所によって使い分けたほうが良いです。

眼科医のつぶやき

そのメガネでこの本を読んでいて、目が疲れていませんか？　疲れやすかったり、見えにくかったりすれば、もしかしたらそのメガネの替えどきかもしれません。

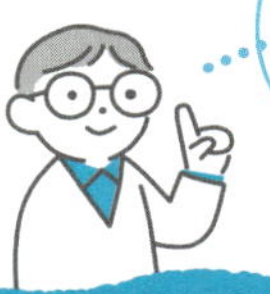

常識
2

緑を見ると視力は改善する？

緑を見ると心が落ち着くかもしれないが、視力が改善することはまれ

「遠くの緑を見ると視力が上がる」

いつから言われるようになったかは分かりませんが、これを「緑色を見ると視力が上がる」と記憶している人がいます。

たしかに、緑色は目に優しい色とされていて、目にかかる負担が少ないと考えられます。そのため、目の疲れによって視力が一時的に下がっている方は、緑色を見ると疲れが取れて、見え方が良くなるかもしれません。

しかし、**緑を見ても視力が良くなるというわけではありません。大事なのは遠くの景色をぼーっと眺めることです。**昔は遠くの景色に緑色の木々が多かったので、そこに「緑」というフレーズが加わったのでしょう。

ところで、患者さんから「どれくらい遠くを、どれくらいの頻度で見れば良いのか分からない」と言われることがよくあります。僕の外来では、「20分に1回、20秒間、20フィート（約6ｍ）離れたところを見るようにしましょう」と説明しています。

これは**20‐20‐20ルールと言って、アメリカ眼科学会も推奨している方法**です。連続して20分間デジタル端末の画面を見たり、文章を読んだりしたら、20フィート（約6ｍ）離れたところを20秒間見るというものです。

日常生活で意識しないと20分はすぐに過ぎてしまいます。目の疲れを自覚している方はこの20‐20‐20ルールを取り入れて、定期的に目を休ませる時間を作りましょう。

20-20-20ルール

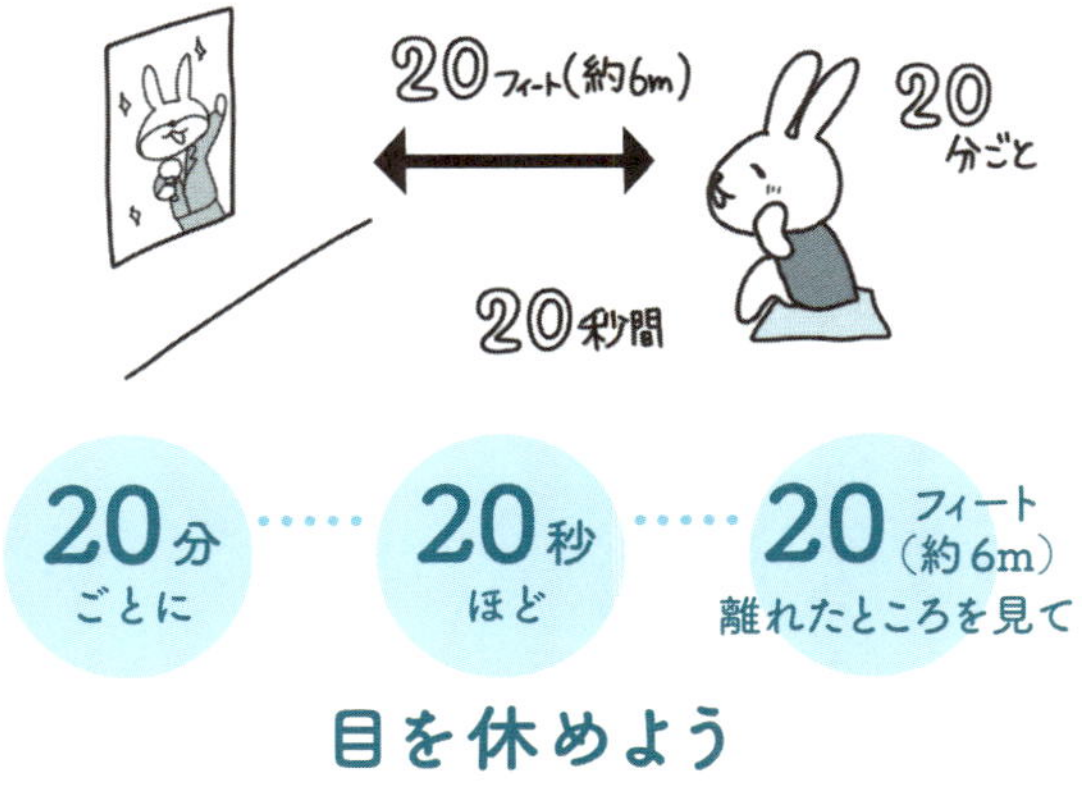

常識3

ブルーベリーで視力は改善する？

答えは…

△

視力が改善することはほとんどなく、効果があっても目の疲れが取れたり、暗いところで目が慣れやすくなったりする程度

「ブルーベリーが目に良い」という話を信じている方には残念なお知らせです。

実は「ブルーベリーに含まれるアントシアニンが視力を改善する」という科学的な根拠はあまりありません。目の疲れが軽減するか、暗いところで目が慣れるまでの時間（いわゆる「暗順応《あんじゅんのう》時間《じかん》」）が多少短縮されるかもしれないというくらいが実際の効果です。

そもそも、ブルーベリーが目に良いと言われ始めたのは、第二次世界大戦中です。当時のイギリス空軍が敵軍をかく乱させるため、「毎日、アントシアニンという成分が豊富なブルーベリーを食べているから、私たちは夜も目がよく

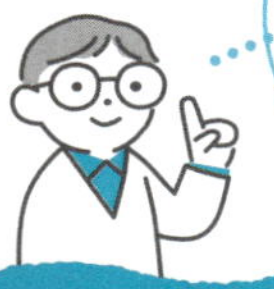

眼科医のつぶやき

アントシアニンはポリフェノールの一種で、ロドプシンという網膜にある物質の再合成を促すことは事実です。なおイギリス軍のデマは「ビタミンAが豊富なニンジン」だったという説もあります。謎が多い情報ですね。

見える」というニセ情報を流した、と言われています。この情報が正しいとしても、目の疲れが軽減したから、よく見えただけかもしれません。いずれにせよ、残念ながらブルーベリーで視力が改善するという根拠はありません。

もちろん、目の健康に意識が向くことは良いことだと思いますが、目の疲れの原因はスマホなどの近くの見すぎや、ドライアイ、老眼などさまざまです。

僕はブルーベリーをせっせと食べるより、まずはスマホの電源を切り、そして目を閉じてゆっくり休めたほうが良いと思います。

また、ブルーベリーが目に良いと信じて、ブルーベリージャムを食べている方がいます。しかし、ジャムの食べすぎは糖尿病リスクを高める恐れがあるため注意が必要です。

僕は「他のフルーツを食べたり、お菓子を食べたりするくらいならブルーベリーのほうが良い」と患者さんにお伝えしています。

ちなみに、アントシアニンはブルーベリーの他に、カシスや黒ゴマ、ナス、紫イモなどにも含まれています。そのため、それらの食品を食べている人は、そもそも無理にブルーベリーを食べる必要はありません。

常識 4

目を守るためにはブルーライトカットメガネが有効？

効果は限定的で、場合によっては悪影響になる

そもそもブルーライトは、目で見える波長の電磁波（可視光線）の一部（波長380〜500ナノメートル前後の青系成分）で、太陽光や電球から出る光にも含まれます。近年、パソコンやスマホなどの液晶画面から出るブルーライトが目に悪影響を及ぼすといわれ、ブルーライトカットメガネが普及してきました。

しかし、ブルーライトカットメガネの効果は思ったよりも限定的。むしろ、子どもに関しては悪影響の恐れがあります。日本眼科学会をはじめとする各学会が共同でこの声明を出した際には、ネット上で大きく話題になりました。

これには大きく4つの理由があります。

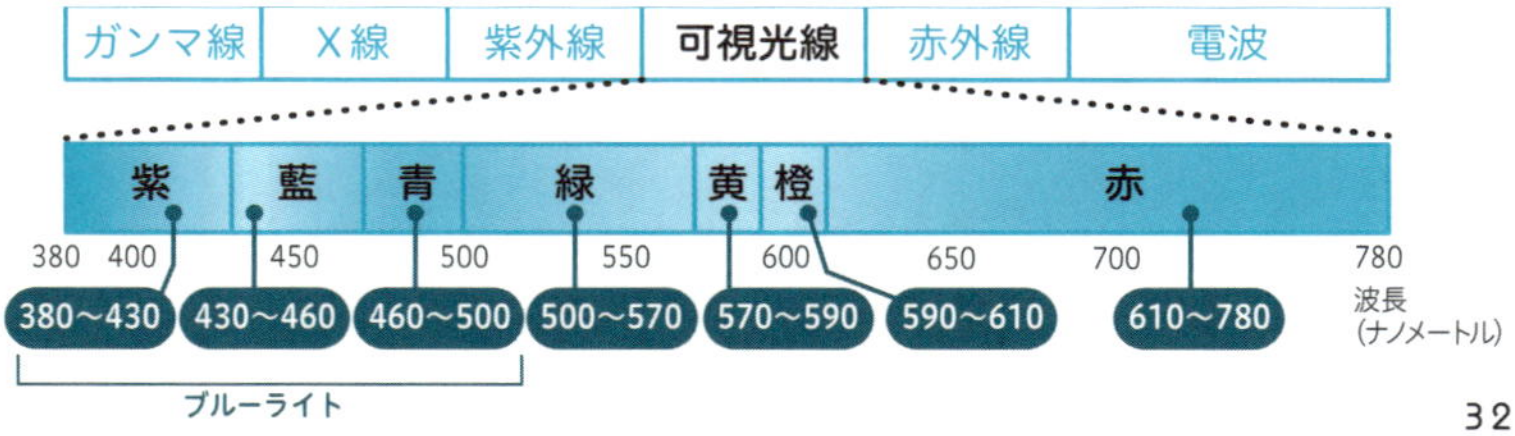

1. スマホ画面からのブルーライトは網膜に障害を起こす危険性が低い

スマホから出るブルーライトは、実は曇りの日や窓からの自然光よりも少なく、網膜に障害を生じることはないレベルです。

2. 子どもはブルーライトカットメガネをかけて外で遊ばないほうが良い

必要な太陽光が不足すると子どもの近視進行のリスクが高まる恐れがあります。ブルーライトだけでなく太陽光を遮断する点で危険性を否定できません。

3. ブルーライトカットメガネが眼精疲労を軽減する根拠はない

最新の米国一流科学誌「ＡＪＯ」に掲載されたランダム化比較試験では、「眼精疲労を軽減する効果が全くない」と報告されています。

4. ブルーライトカットメガネは就寝前だけでＯＫ

ブルーライトは体内時計を乱し睡眠の質を下げる恐れがあり、寝る前2〜3時間にはかけるメリットがありますが、日中に装用するメリットはなさそうです。

このように特に子どもに関しては、ブルーライトカットメガネは悪影響の恐れがあるので、新たにメガネを作る際は通常のレンズのほうが安心です。

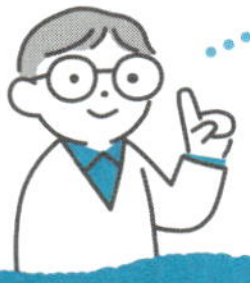

眼科医のつぶやき

ブルーライトカットメガネを寝る前に使うことにはメリットがあるので、僕は帰宅してお風呂に入ったらかけ替えています。仕事用のメガネは長持ちするし、ブルーライトカットの効果もあるので一石二鳥です。

常識
5

眼科医はレーシックやICLの手術を受けない？

答えは…

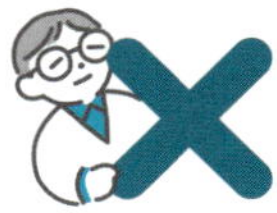

眼科医でもレーシックやICLを受けている人はいる

眼科医にはメガネをかけている人が多い印象はありませんか？ 実際に、**レーシックやICL（眼内コンタクトレンズ）など、視力を矯正する手術をする眼科医でも、自身はメガネを着用している人もいます。** そのため「レーシックやICLの手術が危険だ」とかん違いしている患者さんもいます。

実際には、自らレーシックやICL手術を経験している眼科医は、僕の周りにもある程度います。これらの眼科医に受けた理由を聞いてみました。

・メガネを使いたくなかった
・コンタクトレンズの管理がめんどうだった
・裸眼での生活に憧れていた

眼科医のつぶやき

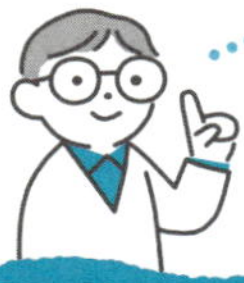

レーシックは角膜を削って、屈折率を変えて視力を回復させる手術。一方、ICLは角膜を削らず、眼内にレンズを挿入して屈折率を変え、視力を回復させる手術です。

一方、レーシックやＩＣＬの手術を受けない眼科医の意見は次のものでした。

・合併症で困っている患者を見ている
・そもそもメガネでの生活に困っていない
・顕微鏡を見続けるので、ドライアイは困る
・そもそもレーシック、ＩＣＬの手術の適応がなかった

「眼科医がやっていないから実は良くない治療」だと思うのは偏見です。レーシックやＩＣＬの手術には、多くのメリットがあります。「朝起きた直後から周りがよく見える」「コンタクトのときより目が乾くことがなくなった」など、やって良かったという声も少なくありません。

またレーシックを希望していても、実際はＩＣＬの手術のほうが合う方もいます。どちらが適しているかは、診察してみないと分かりません。ネット上にはいろいろな情報がありますが、鵜呑みにしないようにしましょう。

レーシックとICLの違い

	レーシック手術	ICL手術
手術方法	角膜にレーザーを照射しカーブを調整する	小さな穴から眼内レンズを挿入する
角膜	削る	削らない
近視再発の可能性	ある	低い
備考	重症な感染症のリスクが少ない	万が一のときはレンズを取り出して元に戻せる

COLUMN

先生がメガネなのは勉強のしすぎですか？

これはよく聞かれる質問です。僕がメガネを使い始めたのは小学校3年生の頃。現在は－5.0Dの中等度近視なのでメガネを使っています。それなりに強い近視です。

近視の原因は主に遺伝と近業作業（手元を見続ける作業）です。僕の場合の原因を考えてみると、父は近視ですが、母は近視ではありません。両親の片方にでも近視の人がいれば、遺伝で近視が進行する恐れがあります。

近業作業に関しては「勉強のしすぎ」という期待に応えられるほど勉強はしていなくて、宿題と公文式に通う程度でした。ただ『パワフルプロ野球』というゲームが大好きで、家にいる時間はほとんど休憩せずにそのゲームばかりしていました。僕が近視なのは、勉強ではなくゲームのしすぎが大きな原因だったかなと思います。

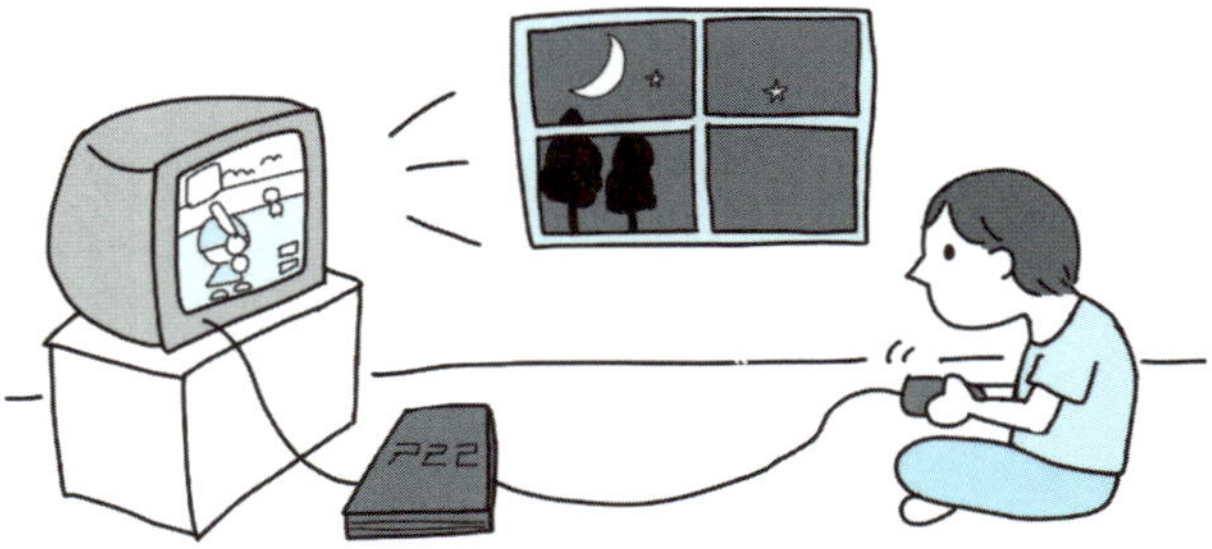

第3章

いつまでも自分の目で見るために知っておきたい

目に悪い7つの習慣、目に良い7つの習慣

この本を手に取っていただいた皆さんは、普段から目を大切にしようと思っている方が多いのではないでしょうか。しかし、SNSで啓発活動をしていると、目に悪い習慣が身についてしまっている人をよく見かけます。この章では、目に悪い習慣と目に良い習慣を、僕の独断と偏見で7つずつ選びました。ご自身の生活を見直し、良い習慣を取り入れるきっかけになればと思います。

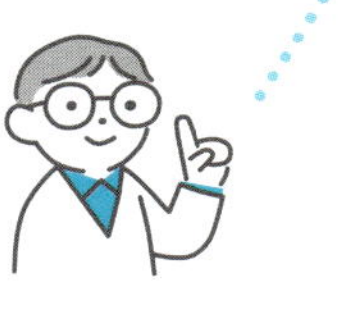

7つの悪い習慣 その1

目薬を1回に3滴以上さしている

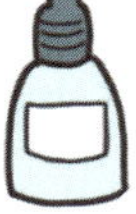

外来ではよく「目薬は多く使ったほうが効くんですか?」と聞かれます。たしかに、感覚的にはよく効きそうな気がしますよね。でも、それは間違い。「効果があるどころか、逆にドライアイが強くなったり、副作用が強く出たりするため良くないですよ」と患者さんには伝えています。

実際に、**目薬を1回に何滴も使っている人の中には、目の表面に傷ができたり、目の周りが荒れたりしている人が多い**のです。そういう方に正しい目薬の量を伝えると「目薬を何滴も使ったほうが良いと思っていた」「目薬が何滴も出てしまう」という答えが返ってきます。

目薬は1回に1滴で十分な有効成分が含まれ、添付の文章にも1回1~2滴と書かれていますし、容器を軽く押せば適量が出るように設計されています。

では、目薬を1回3滴以上使うとどのような症状が出てくるのでしょうか。

目薬の使いすぎは「ドライアイ」と「副作用」のリスクが

まず起こりやすいのが「ドライアイ」です。目薬を1回に何滴も使うと、もともと目の表面にある涙のバランスが崩れ、ドライアイの症状が強く出ることがあります。特に**塩化ベンザルコニウム（BAK）という成分が含まれるものは、目の表面をザラザラにする「角膜上皮障害《かくまくじょうひしょうがい》」の恐れがあります。**ドライアイも角膜上皮障害も、目のかすみやゴロゴロ感、痛みなどの原因になります。

そして、もう一つのトラブルが「副作用」です。目薬を何滴も使うと、効果が強くなるどころかむしろ副作用が強く出ることがあるのです。特に**緑内障の目薬には、目だけでなく全身に影響する成分を含むものがあり注意が必要です。**

それ以外の目薬でも、目からあふれた成分が目の周りの皮膚に残ってしまい、かゆみや黒ずみなどの皮膚トラブルの原因になることがあります。そのため、目薬の使用は1回1~2滴が適量です。

これと似た理由で、目を洗う習慣も実は目にはよくありません。

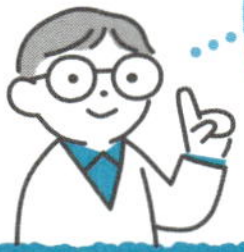

眼科医のつぶやき

通常の点眼ボトルから出る1滴は約0.04～0.05mLですが、目に溜められる量は約0.02mL。つまり目薬の半分以上は目の外にあふれます。1回の点眼量は1滴で十分です。

7つの悪い習慣 その2

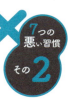

水道水で目を洗っている

学生時代、プールの後に上向きの蛇口で目を洗った記憶がある方は多いでしょう。今も、目に違和感があるときや洗顔ついでに目を洗っていませんか？実は**水道水で目を洗うことは、目にとって良くない生活習慣です。**さっぱりするのは、目の周りについた目やにが取れたり、一時的に目がうるおったりするためで、それ以外のメリットはほとんどありません。

目を洗うと、たしかに目の表面のゴミが取れることもあります。実際に、目の中に砂やゴミ、得体の知れない液体が入ってしまった場合は、緊急事態なので水道水で目を洗うようにしてください。

しかし、毎日のように目を水道水で洗うと、目の表面の涙を洗い流してしまいます。その結果、目薬の使いすぎと同じように涙のバランスが崩れてしまい、ドライアイの原因になる恐れがあるのです。ドライアイになると、目が乾いたり、ゴロゴロしたりするなどの症状が出てきます。

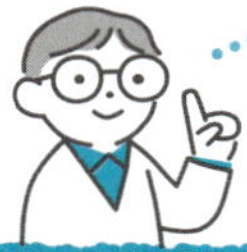

眼科医のつぶやき

得体の知れない液体が目に入ったら、水道水でもいいので10〜15分程度洗い、必ず眼科を受診してください。特にアルカリ性の液体では角膜深くまで障害し、視力低下の恐れがあります。

また、**水道水に含まれる塩素が、目の表面に傷をつけることもありますし、シャワーや蛇口の水を直接当てると、水の勢いが目に大きな負担がかかります。**

目を洗いたくなるのは、病気が原因のことも

このように、毎日のように目を水道水で洗うことは悪い習慣です。そもそも、**頻繁に目を洗いたくなる時点で、ドライアイなどが原因になっている恐れもあります。**症状があればまず眼科を受診するのが良いでしょう。

とはいえ、どうしても目を洗いたくなるときがありますよね。そんなときは、目を洗う専用の市販の点眼型洗眼薬を使いましょう。これを5〜6滴使えば十分です。ただし、この点眼型洗眼薬を1日に何回も使うのは控えてください。水道水と同じように目を洗いすぎると、ドライアイなどの原因になるので注意しましょう。

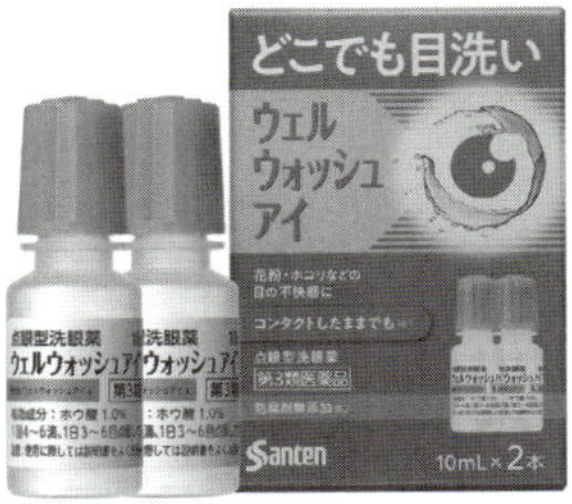

ウェルウオッシュアイ®a 第3類医薬品

目の洗浄（ハードコンタクトレンズまたはソフトコンタクトレンズを装着しているときも含む）

7つの悪い習慣 その3

身近にタバコを吸っている人がいる

タバコはさまざまな目の病気の原因になることが知られています。白内障や緑内障はもちろん、失明原因上位の加齢黄斑変性症《かれいおうはんへんせいしょう》のリスクも高めます。

タバコは健康に良くないと知っているし、自分はタバコを吸わないから大丈夫だと思っていませんか？

しかし、タバコはその煙（副流煙）にもさまざまな有害物質が含まれています。そのため、身近にタバコを吸っている人がいれば、**本人だけでなく、周囲の方にも同じように目の病気のリスクが上がってしまう**のです。

副流煙で子どもの近視リスクが高くなる

また、最近の報告では、タバコが子どもの目にも影響することが分かってきました。**タバコの副流煙を浴びている子どもは、近視の発症が早く、中等度あるいは強度近視になりやすくなる**と報告されています。

つまり、周囲に喫煙者がいて、副流煙に接して育つお子さんは、目が悪くなりやすく、メガネが必要になる恐れがあります。また、程度の強い近視は緑内障などさまざまな目の病気のリスクになることも知られています。

このようにタバコは、大人の目の病気の原因になるだけでなく、周囲の方や、子どもの近視進行にまでも影響します。

喫煙者の方は、周りの方のために禁煙をしたほうが良いです。禁煙が難しい場合は、禁煙外来を受診して自分に合った禁煙方法を探すのが良いでしょう。どうしても難しい場合は、別室や屋外でタバコを吸える場所を探してください。

タバコを吸う人が家にいる場合は、禁煙に協力して、やめてもらうのが理想です。それが難しい場合は、別室に移動したり、副流煙がこないところに避難したりすると良いでしょう。

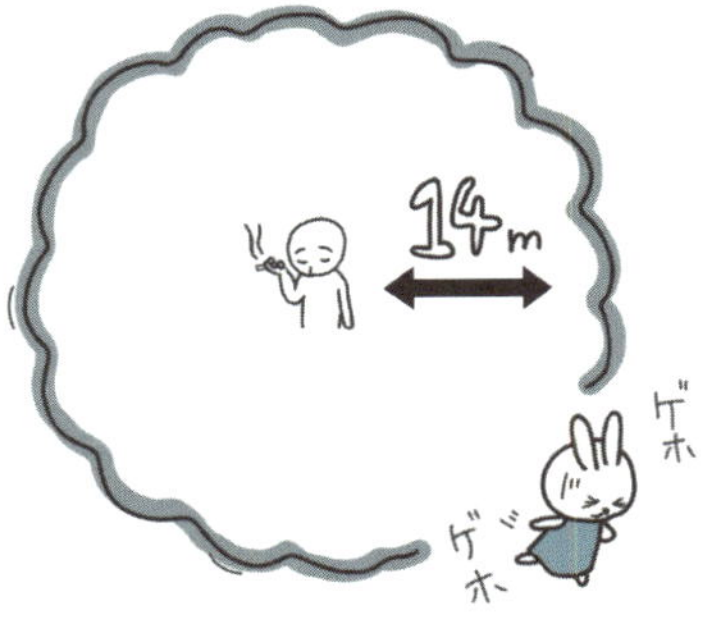

眼科医のつぶやき

ちなみに、副流煙は喫煙者を中心に半径14mまで届くそうです。同じ部屋でいくら距離を取っても無理なので、部屋を変えたり、屋外に出たりするしかなさそうです。

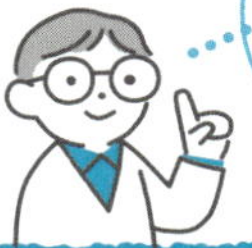

7つの悪い習慣 その4

コンタクトレンズをしたまま お風呂に入っている

コンタクトレンズをしたままお風呂に入っている人もいるでしょう。しかし、実は**コンタクトレンズをしたままシャワーを浴びたり、プールに入ったりすることは、目にとても危険な行為**です。

日本コンタクトレンズ協会のホームページでも、「こんな使い方をしたらダメ」という項目で、コンタクトレンズをつけたまま水泳や入浴をしたり、シャワーを浴びたりしないように呼びかけています。

それでは、コンタクトレンズをつけたままの水泳や入浴、シャワーはなぜいけないのでしょうか?

水を使うとアメーバによる感染症の原因に

これらに共通しているのはいずれも「水を使う」ということです。水回りにはさまざまな微生物がいますが、特に「アカントアメーバ」という微生物には注意が必要です。**アカントアメーバによる感染症（角膜炎）は、治療が難しい目の病気の一つです。最悪の場合は失明してしまいますし、そうでなくても大きく視力が下がる原因になりえます。**

コンタクトレンズをつけて水泳や入浴をしたり、シャワーを浴びると、コンタクトレンズと水が接触する機会が増えます。そして、アカントアメーバや他の微生物による感染症のリスクが高まるというわけです。

中には「今まで起きていないし大丈夫だろう」と考える方もいると思いますが、それは運が良かっただけです。僕もこの事実を知るまでは、コンタクトレンズをつけて風呂に入っていましたが、今は風呂用のメガネを使っています。「度数が入っていないと不便」「わざわざこのためにメガネを買うのは難しい」という方もご安心ください。最近は度が入っているお風呂用メガネが売っています。もし持っていなくても2000~3000円程度で買えますので、目を守るために1本購入してみてください。もちろん、古くなったメガネをお風呂用にしても良いです。僕はそうしています。

眼科医のつぶやき

アカントアメーバ角膜炎の患者さんには、コンタクトレンズ使用者が多く、重症になる方は、レンズのこすり洗いを毎日していない、ケースを3か月ごとに替えていないなど管理が甘いようです。

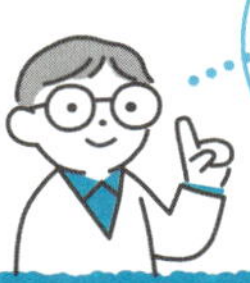

7つの悪い習慣 その5

アイラインを目の粘膜に引いている

アイラインの使用法によっては目に悪影響を与えることがあります。

特に注意が必要なのが「インサイドライン」です。アイメイクをされる女性はご存じの方もいると思いますが、インサイドラインとは、「まつ毛の生えぎわの赤い粘膜のところにアイラインを入れ、目全体を大きく見せる方法」です。多くの女性が少しでも目を大きく見せようと工夫されていますね。でも、インサイドラインは眼科的にはNGです。

「何がどうダメなの？」その理由を解説します。

アイラインの成分が眼球に直接触れると合併症のリスクが

インサイドラインを引くのは、左のイラストでグレーで示している箇所です。この部分は目の表面に接していることが分かりますね。

通常のアイラインの入れ方でも、その成分が目に入るとドライアイや感染のトラブルになりえます。インサイドラインを引くと、化粧品の成分が眼球に直接触れるため、トラブルを及ぼすリスクが高まります。**例えば、目の表面の水分を奪い、ドライアイを引き起こしやすくなる他、感染症が発生しやすくなり、部位によっては大きく視力を下げる恐れがある**のです。

さらに、このインサイドラインを引いている人の中には、カラーコンタクトレンズ（カラコン）をしている人も多く見られます。

もちろん、カラコンは、きちんと管理すれば安全に使えます。ただし、インサイドラインと併用する場合は、カラコンに化粧成分が付着して目の傷などを悪化させてしまい、より危険になるため、注意が必要です。

アイラインやカラコンで目を大きく見せたい気持ちは分かりますが、このようなリスクがあることはよく理解してください。

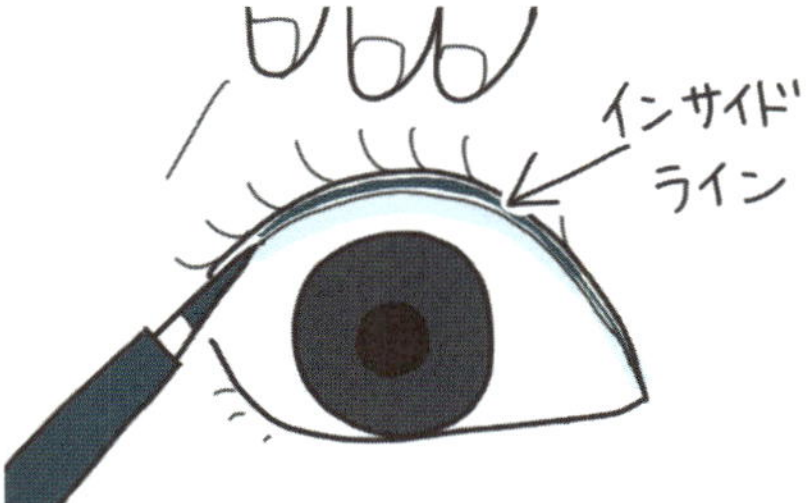

眼科医のつぶやき

昔から大きな瞳は女性の憧れ。ルネサンス時代にもベラドンナという植物のエキスを点眼することが流行していました。絶世の美女として知られるクレオパトラも使っていたとか。

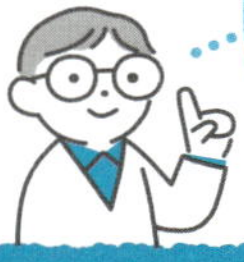

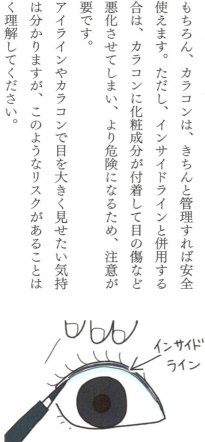

7つの悪い習慣 その6

メガネをお湯で洗っている

見えにくい方にとって、メガネは視力をサポートする大切な道具です。また、決して安価なものではないので、大事に長く使いたいですよね。

メガネを毎日洗って清潔に保つことは、長持ちさせるのに良い管理方法ですが、中にはお湯で洗ってしまう方もいるようです。

しかし、**メガネをお湯で洗ってはいけません。メガネのレンズコーティングは熱に弱いので、お湯の温度で傷んでしまいます。**

メガネを洗う際は水を使いましょう。また、専用のクリーナーを用意します。メガネクリーナーがなければ、中性洗剤を用いて洗うようにしましょう。そして、水分をティッシュなどでよく拭き取り、最後はメガネ拭きで仕上げます。

その他にも左ページのような正しい使い方を守れば、メガネを長く使えますし、見え方も良い状態が保てます。

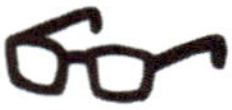

あなたはすべて守れていますか？

メガネの正しい使い方チェック表

× 誤った管理方法	〇 正しい管理方法
高温の場所に置く	涼しい場所に置く
お湯、酸性洗剤、 アルカリ性洗剤で洗う	水、メガネクリーナー あるいは中性洗剤で洗う
いきなり乾拭きをする	洗ってから拭く
濡れたままにする	ティッシュなどで 水滴を取り除く
床や机にそのまま置く	メガネケースにしまう
片手で外す	両手で外す
見えにくさを感じても 放っておく	見え方に違和感を覚えたら、 メガネ店や眼科で見てもらう

眼科医のつぶやき

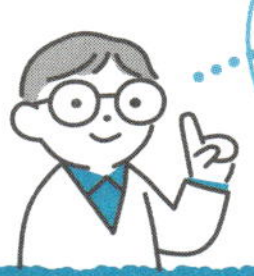

僕は仕事用と家用のメガネを使い分けています。仕事用は比較的良いブランドのメガネを使っていますが、家用は子どもに壊される危険があるので、コスパ重視です。

7つの悪い習慣 その7

見えにくさなど目に関する症状を年齢のせいにする

これが最後の悪い習慣です。

見えにくさの原因を、つい年齢のせいにしている方はいませんか?たしかに、加齢の影響で手元が見えにくくなったり、目が疲れやすくなったりすることはあります。

しかし年齢とともに、放置すると危険な目の病気にかかる方が増えていきます。例えば、白内障は早い方では20〜30代から、80代では100%の方が発症しています。また、緑内障も40歳になると20人に1人が発症しており、その割合も年齢とともに増加します。

このように、**年齢の影響で目の症状が出ているのか、あるいは目の病気による症状なのかは自分で判断するのが難しい**ことが少なくありません。

年齢のせいにして、危険な病気を見落としてしまうことも

僕の外来にも「最近、目が疲れる」と言って受診した結果、進行した白内障と診断された方がいます。その方は「目の病気があると思っていなかった、年齢のせいだと思っていた」そうです。白内障の手術を受けた結果、「目が疲れることが減った」とおっしゃっていました。

眼科の外来には「年齢のせいだから仕方ない」とかん違いしている患者さんが意外と多く、原因が目の病気と分かって驚く方も少なくありません。

あなたの目の症状は本当に年齢のせいでしょうか。この本を最後まで読むと「年齢のせいではないかも」と気づくかもしれません。**見えにくさや目の疲れを加齢によるものと決めつけず、病気の可能性も視野に入れてみてください。**

ここまでは、目に悪影響を与える習慣についてお話ししました。すぐにやめられる習慣もあったと思います。次からは目に良い習慣を7つ紹介していきます。もし実践していない習慣があれば、ぜひ今日から試してみてください。

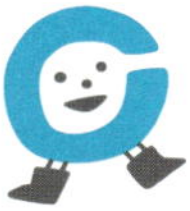

7つの良い習慣 その1

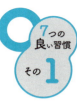

目に良い正しい姿勢、見方を心がける

あなたは目に優しい姿勢を保てていますか?

「背筋を伸ばして、腕を伸ばす」

普段は意識していても、つい寝転がって本やスマホを見てしまうこともあるかもしれません。その姿勢が目の疲れの原因になったり、近視が進む原因になったりしていることがあります。

本やスマホは、**目から30~40センチ程度離して見るように心がけると、目への負担を減らせます。**寝転がっていると、どうしても目と画面や紙面との距離が近くなってしまうので、注意が必要です。

近くを見るときには、目の筋肉を使うことになります。物が近ければ近いほど、その筋肉に負担がかかり、目の疲れを引き起こします。

試しにこの本を目の近くに寄せて読んでみてください。疲れるか、見えにくくて最後まで読むことができないと思います。

悪い姿勢は特に子どもへの悪影響が大きい

特に、お子さんの場合は腕の長さが十分ではないので、さらに距離が近くなります。子どもの頃はピントを調整する力があるので、疲れにくいものの、**物との距離が近くなると、近視が進行する原因になります。**実際に、ポータブルゲーム機やスマホの普及により、近視になる子どもが増加していると報告されています。

目に良い正しい姿勢、見方を心がけることで目の疲れを軽くしたり、近視を防いだりすることにつながります。

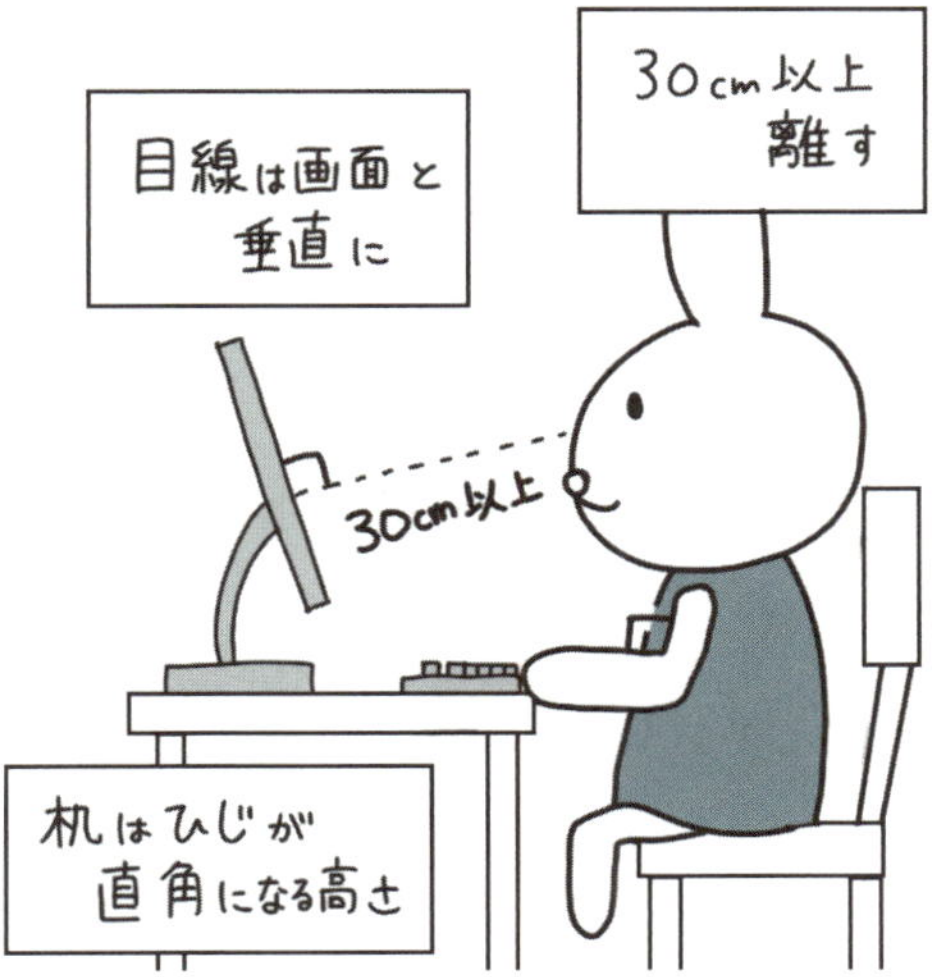
30cm以上
離す
目線は画面と
垂直に
30cm以上
机はひじが
直角になる高さ

7つの良い習慣 その2

サングラスは紫外線カット率99％以上のものを選ぶ

紫外線は「白内障」や「翼状片《よくじょうへん》」といった目の病気の原因になります。白内障は物がぼやけて見えたり、視力が低下したりする病気です。また、翼状片は乱視が強くなる、白内障と同じように視力が低下する、という症状が出ます。

このように、**紫外線は目の病気の原因になり、時には手術などの治療が必要になります。なるべく生活の中で紫外線を浴びないような注意が必要です。**

紫外線を遮断する方法として「サングラス」を思い浮かべる方も多いでしょう。しかし色が付いたサングラスなら何でもいいと思っていませんか?

実はサングラスの中には、紫外線をカットする効果が不十分なものがあります。こうしたサングラスをかけていても紫外線は防げず、光が遮られるために瞳孔が開きやすくなり、目の中により多くの紫外線が入るようになってしまう危険性があります。

サングラスを選ぶ際は「紫外線カット率」を確認する

サングラスを選ぶ際に重要になるのが「紫外線カット率」です。これは、レンズが紫外線をどれだけカットすることができるかを示す指標で、高いほうが良く、99%以上カットするものを選ぶと安心です。「紫外線透過率1・0%以下」と表示されているサングラスもありますが、これは「紫外線99%以上カット」と同じ意味です。

また、意外と知られていないのですが、**メガネにも紫外線を99%以上カットするものが出ています。**そのため、紫外線カット機能のあるメガネをかけている方は、わざわざサングラスを用意する必要はありません。

紫外線をカットするメガネやサングラスは、半日以上外出するときには使うと良いと思います。もちろん1~2時間でも使うと安心です。

また、晴れの日だけでなく曇りの日でも使うようにしてください。曇りの日でも紫外線は降り注いでいるので、油断しないようにしましょう。

眼科医のつぶやき

晴れた日の雪山や海の上は、紫外線の照り返しもあり、より多くの紫外線が目に入ります。紫外線カット率の高いサングラスをかけないと、その後、見えにくさや目の痛みを感じることがあります。

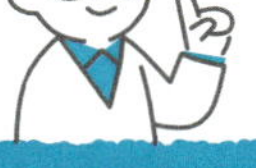

7つの良い習慣 その3

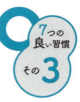

1日2回、各5分以上目を温める

ドライアイやものもらいになりやすい人の中には、「マイボーム腺機能不全（MGD）」の方がいます。**MGDは、涙を出す涙腺の一つであるマイボーム腺の機能異常で、涙の量や質が十分ではなくなり、ドライアイの症状が現れます。**また、マイボーム腺が詰まることで、ものもらい（めばちこ）やまぶたの炎症などが起こりやすくなるなど、さまざまな病気の原因となります。

MGDの症状は、目がゴロゴロする、目が乾いた感じ、ギューっと押されている感じ、涙が出るなどの自覚症状がガイドラインで紹介されています。その他にも、「タピオカサイン」と呼ばれる脂の塊が見られることもあります。

実は、50歳以上の日本人の10～30％程度がMGDであるとされ、年齢とともに増えるとされています。ただし最近では若い人でも見られるため、スマホやパソコン、コンタクトレンズが発症に関与しているのかもしれません。

目を温めるのは蒸しタオルではなく、ホットアイマスク

マイボーム腺から出る涙には脂の成分が含まれます。ＭＧＤは何らかの原因でこの脂の塊が固まってしまいますが、温度が高くなれば溶けると考えられています。そこで、この脂の塊を溶かす「温罨法《おんあんぽう》」が、ガイドラインでも推奨されています。温罨法とは、かんたんに言うと目を温めることです。

具体的には、40℃前後で、１回５分、１日２回以上温めるようにしましょう。まずは１回だけでも良いので始めてみてください。

ただし、蒸しタオルは冷めやすいため温罨法で用いるには効果が出にくいことがあり、ホットアイマスクなど、温度が一定になるものを使うと安心です。

また、注意点として、目を温めることでかゆみや痛みが増すことがあります。その場合は、温罨法を中止して眼科を受診するようにしましょう。

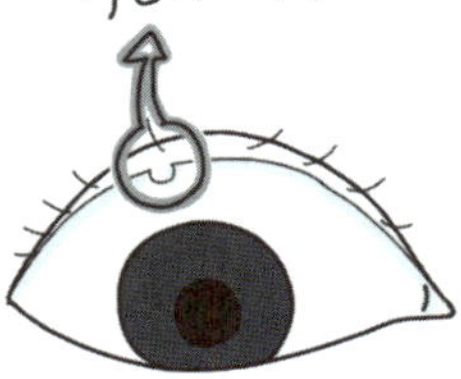

7つの良い習慣 その4

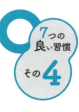

サプリはルテインとゼアキサンチンを選ぶ

眼科医をしていると「目に良いサプリはありますか？」と質問されます。**たしかに目に良いとされる成分を含むサプリメントがあります。それは「ルテイン」や「ゼアキサンチン」などの成分**です。

「そのサプリメント飲んでいます！」という方、ちょっと待ってください。

サプリメントを摂らなくても、その栄養を十分に摂れている場合があります。例えば**ルテインは、モロヘイヤ、小松菜、ほうれん草、アボカドに豊富に含まれます。ゼアキサンチンはパプリカ、ほうれん草、かぼちゃ、マンゴーなどに豊富に含まれています。**普段の食事で、これらの食品をたくさん食べている方は、サプリメントは不要かもしれません。

ちなみに、加齢黄斑変性症《かれいおうはんへんせいしょう》の一部、あるいはその予防にルテインやゼアキサンチンを含むサプリメントが有効とされています。

効果が証明されている成分の組み合わせは、左の通りです。

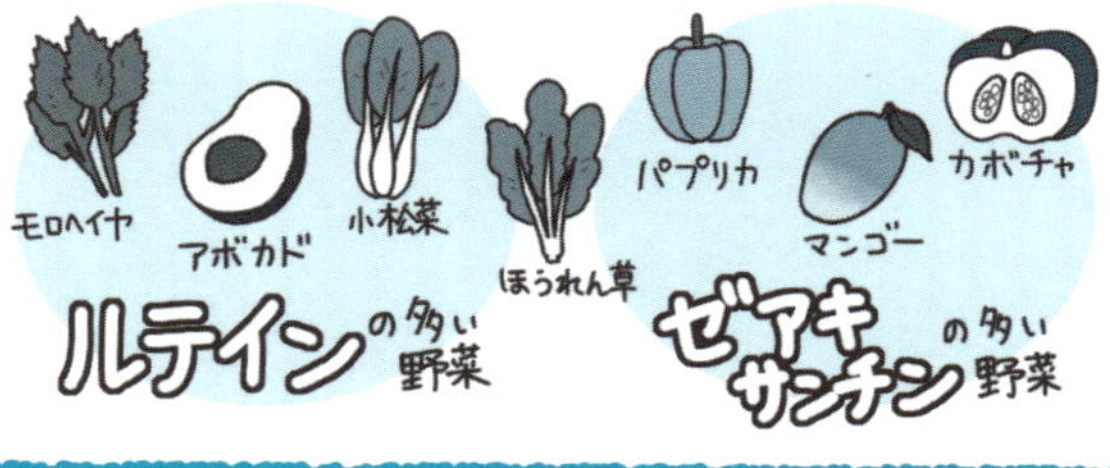

・ビタミンC（500㎎）
・ビタミンE（400IU）
・酸化亜鉛（80㎎）
・ルテイン（10㎎）
・ゼアキサンチン（2㎎）
・酸化銅（2㎎）

ルテインやゼアキサンチンに加えて、ビタミンCやビタミンEなどもバランスよく摂る必要があります。

もちろん、これらの成分を食事で補えればそれで良いのですが、実際には日本人でこれらをこの量摂れている人は少ないようです。他にも、オメガ脂肪酸はドライアイ発症を抑える効果が期待できるとされています。しかし、効果を示した報告は少ないため、これからの報告が期待されます。

サプリメントを飲んだほうが良い方がいるのは事実ですが、まずは自分の普段の食事を見直してから、サプリメントを摂るようにしましょう。

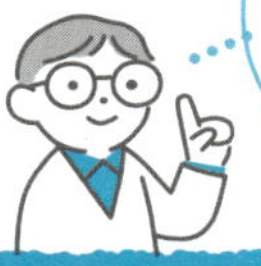

眼科医のつぶやき

ちなみに、サプリメントではなく、食品であればほうれん草を半袋（100g）、パプリカは1個（150g程度）食べれば、ルテイン約10㎎、ゼアキサンチン約2㎎近くの栄養素を摂ることができます。

7つの良い習慣 その5

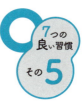

1日2時間は外に出かける

最近はスマホやパソコンが普及してきて、さまざまな娯楽が手元で済んでしまいます。また、これまでは、外に出かける習慣があった人も、近年のコロナ禍を境に、家にいる時間が増えてしまったと思います。

家の中にいると遠くを見ることも少なくなり、目が疲れやすくなります。特にスマホやポータブルゲーム機の登場後、子どもたちの近視が増えてきましたが、コロナ禍を経てその勢いがさらに加速することを懸念しています。

外に出かけると、近視の進行が止まる

屋内生活や近くを見ることが増えた状況だからこそ、改めて外へ出かけることが大切だということを伝えたいです。当たり前と思う人もいるかもしれませんが、外に出ることは目の健康に良いことが科学的にも分かってきています。

例えば、**お子さんが1日2時間以上外で遊ぶと、遊ばない子どもに比べて近視が進行しにくいことが知られています。**

台湾では2010年から、小学校で休み時間の外遊びや運動を合わせて1日2時間程度の屋外活動を義務付けました。その結果、それまで増えていた小学生の近視の割合が減少に転じました。

これは外で遊ぶことで、遠くを見る時間が増えたり、陽の光を浴びたりすることが良い影響を与えていると考えられています。ただし、**外で遊ぶ時間が長くなると、紫外線を浴びる時間が増えるため、皮膚への影響を考えて、日焼け止めなどの紫外線対策は必要です。**

また、大人の場合も外に出ることで、遠くの景色を見る時間が増えます。意識して遠くの景色を見ることで、目の疲れなどが軽くなることが期待できます。何も考えずに散歩をしたり、空をぼーっと眺めたりするだけで、目の疲れは自然と取れていきます。

このように、**子どもも大人も毎日外に出かけることが、目に良い影響を与える**と考えられます。

7つの良い習慣 その6

7〜9時間の睡眠をとる

皆さんは、何時間くらい睡眠時間をとれていますか？

睡眠時間が極端に短いと、肥満、高血圧、糖尿病、心疾患、脳血管疾患、認知症などの発症リスクを高めることが分かってきています。「睡眠不足は健康に良くない」と知っている人も多いと思います。

それでは、目に良い睡眠時間はどれくらいなのでしょうか。睡眠時間が症状に影響する目の病気として、よく知られているのがドライアイです。

睡眠時間が短くても長くても ドライアイは悪化する

40〜74歳の男女約10万6000人の日本人を対象に、その回答結果に基づいて睡眠時間とドライアイの有病率についてまとめた報告があります。

睡眠時間は、過去1か月の平均睡眠時間を5時間以下、6時間、7時間、8時間、9時間、10時間以上の6つのグループに分け、睡眠時間8時間のグループと、他のグループのドライアイの有病率を比較しました。

その結果、**男性は7～9時間、女性は7時間以上の睡眠時間がある場合は、ドライアイになりにくい**ことが分かりました。

ドライアイを感じている方は、もしかしたら睡眠時間が影響しているかもしれません。極端に睡眠時間が短かったり、長かったりする場合は自分の睡眠時間を見直してみましょう。

ただし、ドライアイはスマホの使用時間やコンタクトレンズの有無、性別などが大きく影響します。原因を一つに決めず、スマホの使用時間を短くしたり、コンタクトレンズではなくメガネにしたりして、目に良い生活習慣を取り入れることができればなお良いと思います。

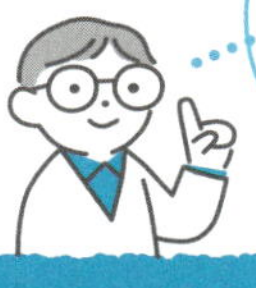

眼科医のつぶやき

ついつい夜は眠気覚ましにコーヒーや紅茶などカフェインを摂取してしまいますよね。しかしカフェインは入眠を妨げ、睡眠の質を下げる恐れがあります。睡眠時間が短くなるとドライアイの原因になるかもしれません。

7つの良い習慣 その7

定期的に目の状態をチェックする

あなたは毎月、目の健康チェックをしていますか？

もし定期的に目の状態を確認していないのであれば、これから月に1回は、目の健康チェックの習慣化をおすすめします。

目の病気が厄介なのは、病気の初期段階では自覚症状が出にくいものがいくつかあるということです。

例えば、緑内障や加齢黄斑変性症、糖尿病網膜症などの病気は、成人の失明原因の上位であるのにもかかわらず、その初期症状が出にくいとされています。しかし、これらの病気は、早期発見と早期治療が病気の進行予防に重要とされているため、定期的な目の健康チェックは欠かせません。

では、実際に目の健康チェックをやってみましょう。

この本を30センチ離して、157ページの画像を片目で見て、3つの質問に答えてください。普段、近くを見るときにメガネやコンタクトレンズを使っている方は、つけている状態で行ってください。

□中央の黒い点は鮮明に見えますか？
□横線と縦線はすべて等間隔ですか？
□線が曲がる、ゆがんで見える箇所はないですか？

これを片目ずつ行います。異常を感じた場合は、実際にどのあたりが異常な見え方をしているか、線でなぞってください。

もし、**これらに異常があれば、目の病気が隠れている恐れがあります。**実際に、僕のX（旧Twitter）では、この検査をきっかけに緑内障が分かった人もいました。

異常がなければ1分もたたずに終わります。このセルフチェックを月1回の習慣にして、自分の目の異常に気づけるようにしましょう。

COLUMN

ケースは持った？ アクセスは大丈夫？

眼科を受診する際に、患者さんが忘れがちなことが2つあります。

1つ目は**コンタクトレンズを使用している場合、レンズを外して保管できるケースを持参すること**です。

コンタクトレンズの定期検診であれば、レンズをつけたままで良いのですが、目の不調で受診する場合は、メガネで行くか、あるいはレンズケースを持参しましょう。

そして、もう1つは**なるべく公共交通機関を使うか、あるいは送迎してもらうようにすること**です。

定期受診で事前に検査内容が分かっている場合は良いのですが、見えにくさや飛蚊症《ひぶんしょう》がある場合、瞳孔を開く検査を行うことも多いです。この検査後はピントの調節力が弱まってしまい、見えにくさやまぶしさを感じます。その状態で、ご自身で運転して帰るのは非常に危険です。

特に、初めて受診する方は注意してくださいね。

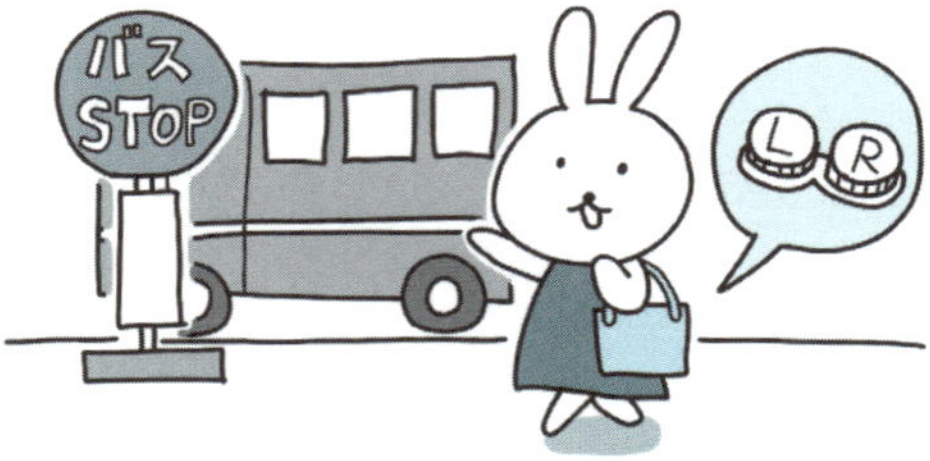

第4章

症状別対策とセルフケア

目の悩みは人それぞれ。
皆さんの自覚症状に合わせた対処法を
紹介していきます。
20－20－20の法則を忘れずに！
適度に目を休めながら
読み進めていってくださいね。

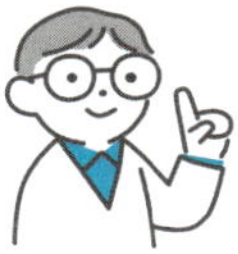

目が疲れる……眼精疲労

眼精疲労とは？

眼精疲労は、目を使う作業を続けることによって、**目の奥の痛みやまぶしさ、目が赤くなるなどの症状の他、頭痛や肩こり、吐き気などの全身症状が現れ、睡眠など休息をとっても十分に回復できなくなる状態**をいいます。

眼精疲労の原因は、主に目の中にあるピントを合わせる筋肉（毛様体筋《もうようたいきん》）の使いすぎとされています。

目は毛様体筋のおかげで、入る光の量やピントを調節し、物を認識しています。この毛様体筋は加齢によって機能がおとろえるため、年齢を重ねると、若いときには気にならなかった目の疲れを感じやすくなります。最近ではスマホやパソコンの使用時間が増え、眼精疲労の症状を訴える方が増えています。

ところで、目の病気が眼精疲労の原因となる場合があるのを知っていますか？

眼精疲労の原因に、斜視や白内障が隠れていることも

「斜視」は「片方の目は目標のほうに向いているのに、もう片方の目が内側や外側などにそれている状態」を指します。また、「斜位」は「隠れ斜視」とも呼ばれ、「両目で見ているときは目標を向いているのに、片方の目を隠すと斜視の症状が現れる状態」です。これらの病気があると、**普通よりよけいに目を動かす必要があるため、目が疲れやすくなる**ことが知られています。

　また、ドライアイや白内障でも眼精疲労の症状が強く出ることがあります。これらの病気がある方は、**見えにくい状況でさらに物を見ようとするので、眼精疲労の症状が出やすくなる**のです。

　特に、白内障の場合は、水晶体が白く濁るだけでなく、水晶体が硬くなりピントを合わせにくくなります。このような状態でも毛様体筋はピントを合わせようとするため、目が疲れやすくなってしまいます。

　このように、目の病気が眼精疲労の原因になっていることもあります。眼精疲労の症状が治らず、どんどん悪化する場合は注意が必要です。

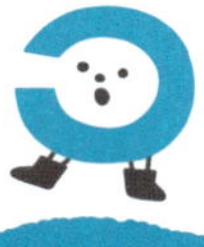

目の疲れを感じやすい人は遠くがよく見えるから？

目の疲れを感じやすいのは、実は「遠くがよく見える方」に多いといわれています。

「遠視＝目が良い」とかん違いしている方は意外と多いのですが、正確には、遠視は、ピントが合いにくい状態を、目の調節力を使って無理やり見えるようにしている症状です。

近視ではメガネなどで矯正しないと遠くが見えないのに対して、遠視ではメガネを使わなくても遠くが見えて、視力検査では良い数値が出る方が多いので、このように誤解しやすいのです。

たしかに、程度の軽い遠視であれば、メガネがなくても済む場合もあります。しかし、それは「ピント調節力が残っているから見えている」というのが正しいでしょう。

遠視の方は、遠くを見る際のピント調節は軽くて済みますが、近くを見るときには苦労することが少なくありません。それでも若い頃は毛様体筋によるピントを調節する力が強いので、近くも遠くもよく見ることができます。

しかし、**40歳頃になるとピントを調節する力が下がってきます。こうなると、遠視の方は近くを見る際に大きな負担がかかります。このピント調節による疲れが眼精疲労の症状を引き起こす**のです。

近視の方はメガネをかけたまま近くを見ると疲れやすい

近視の場合、遠くがよく見えるようにメガネやコンタクトレンズを作ります。**遠くが見えるように矯正した状態で読書をしたり、スマホを見たりすると、眼精疲労の症状を強く感じる**ことがあります。一方、近視の方はメガネを外せば近くも見えやすく、近くがぼやけたり、見えにくいと感じたりすることは少なくなります。そのため、近視の方はそうでない方に比べて、老眼の症状を感じにくいとされます（老眼にならないわけではありません）。

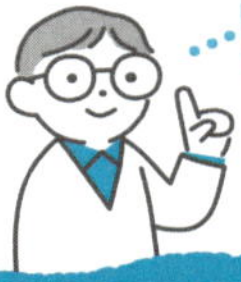

眼科医のつぶやき

本編では遠視の場合を例に出しましたが、正視（正常な視力を持つ目）の場合も同じように老眼の症状を感じやすいとされています。

目の疲れが、眼の奥の痛みや頭痛、肩こりを引き起こす理由

目を囲むようについている外眼筋《がいがんきん》を使いすぎると、筋肉がこり固まってしまい、その部位に痛みが出てきます。これが眼精疲労で目の奥が痛む原因です。

さらに、眼精疲労は、目の奥の痛みや見えにくさだけでなく、肩こりや頭痛の原因になることもあります。

目が疲れてピントが合いにくくなると、見る物に顔を近づけるために、首を前に出すような姿勢をとることが増えます。これが原因で首や肩の筋肉が緊張してしまい、首こりや肩こりを引き起こします。

眼精疲労が自律神経の乱れの原因に

眼精疲労がその他の部位に影響を与えるもう一つの理由として「自律神経の乱れ」などが考えられます。それは眼精疲労自体が原因になることもありますし、目を酷使する環境やストレスが原因のこともあります。

自律神経が乱れ、特にリラックスした状態をつかさどる副交感神経の働きが弱くなると、首や肩の筋肉が収縮して過度な緊張状態となり、肩こりや頭痛の症状が出てくるとされています。

この**自律神経の乱れは、めまいや吐き気などの症状につながることや、睡眠に影響することもあります。**

このように、眼精疲労は目だけではなく、さまざまな全身症状を引き起こすことがあります。まさかこれらの症状が眼精疲労からきているとは思いませんよね。眼精疲労は目だけではなく全身にも影響することを知っておきましょう。

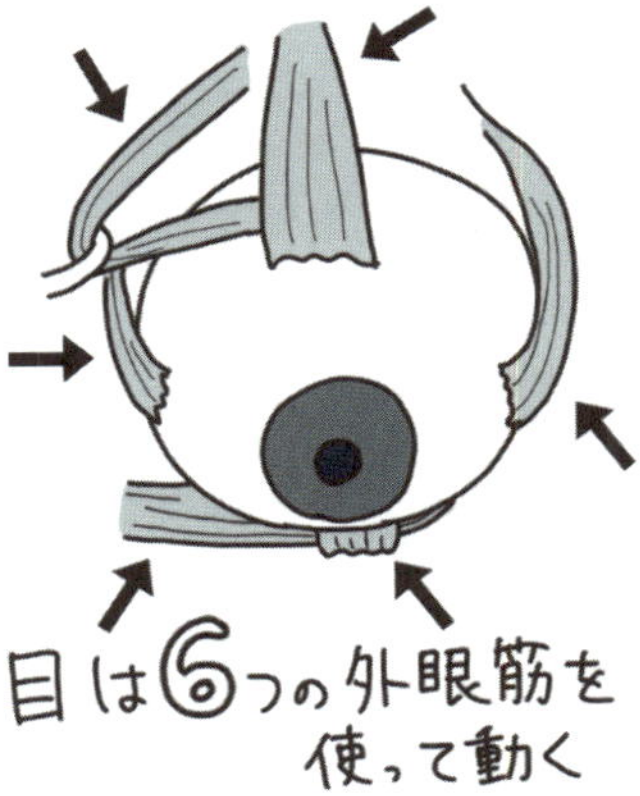

スマホや本を見ている時間が長くなると、ピントを調節する毛様体筋と目を動かす外眼筋という筋肉が疲れます。

眼精疲労の原因はメガネの使い方にあった！

眼精疲労は、メガネの使い方で症状が改善する場合があります。

外来の患者さんにメガネの使い方を聞くと「遠くが見えているし、近くを見るときはメガネを使わない」「メガネを買ってからしばらくレンズの交換はしていない」など、正しく使えていない方が少なくありません。

メガネ選びで重要になるのが「どこをよく見るか」です。

例えば、仕事でパソコンを長く見たりスマホを見たりする場合は、それぞれの距離にピントが合うメガネを使うと、眼精疲労を軽減できることがあります。テレビを長く見る方は、その距離でピントが合うメガネを使ったほうが疲れにくくなります。

このように、メガネ選びは形やデザインだけでなく、よく見る場所にピントが合うものを選ぶのが重要です。遠くを見るメガネで本を読んだり、近くにあるテレビを見たりすると、眼精疲労の症状が出やすくなります。

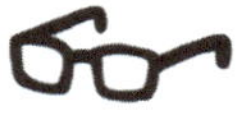

メガネやコンタクトレンズは定期的な度数調節が大事

同じメガネを長く使っていると、その度数が目に合わなくなってくることがあります。年齢とともに乱視の程度が変わる、また白内障が進行して度数が変わることもあります。もし**今のメガネで次のような変化を感じているなら、メガネの交換時期かもしれません。**

・メガネをかけた状態で本やスマホなどの文字が読みにくくなった
・もともと見えていたものが見えにくくなったと感じる
・今までと同じ作業をしているのに、頭痛や肩こりがするようになった

このような症状があればメガネ店でその度数を確認すると良いでしょう。これはコンタクトレンズにも同じことがいえます。

読者の中にはメガネを使っていない方もいらっしゃると思います。しかし、メガネをかけないで近くを見たり、無理に近づいて見たりすると、毛様体筋に負担をかけて眼精疲労の原因になることがあります。

暗い部屋でスマホを見ると、目が悪くなる？

暗い部屋で本やスマホを見ていると目が悪くなる、と思っている方もいると思います。でも実は、暗い部屋で本やスマホを見たからといって、視力が落ちるわけではありません。

暗い部屋で目が悪くなるといわれているのは、暗いと見る物と目の距離が自然と近くなってしまうからです。

特に、子どもの場合は物を見る距離が近くなると、近視が進行しやすいので、その習慣を続けると視力が下がります。

また、大人で近視が進行しにくい場合でも、近くで物を見ると毛様体筋に負担がかかり、眼精疲労の症状が強くなります。つまり、暗い部屋でなく、物を見る距離が近くなってしまうことが目に良くありません。

暗いところと明るいところでは、使われる細胞が違う

暗いところで物を見る視細胞（桿体《かんたい》細胞）と、明るいところで物を見る視細

胞（錐体細胞《すいたい》）は種類が変わります。

暗いところで物を見るときに働く桿体細胞は、わずかな光でも感知できます。しかし、錐体細胞に比べて見え方は劣ってしまうので、自然と物との距離が近づくことになります。その結果、近視が進行したり、眼精疲労の症状が出てきたりします。

特に、**寝る前にスマホを見ていると、睡眠不足で眼精疲労の症状がさらに悪化する方もいます。また、スマホから出るブルーライトは睡眠の質に影響するとされています。**

睡眠の質の低下と近くを見る習慣の両方が積み重なると、眼精疲労の症状が悪化し、さらに近くを見るという悪循環に陥ることがあります。

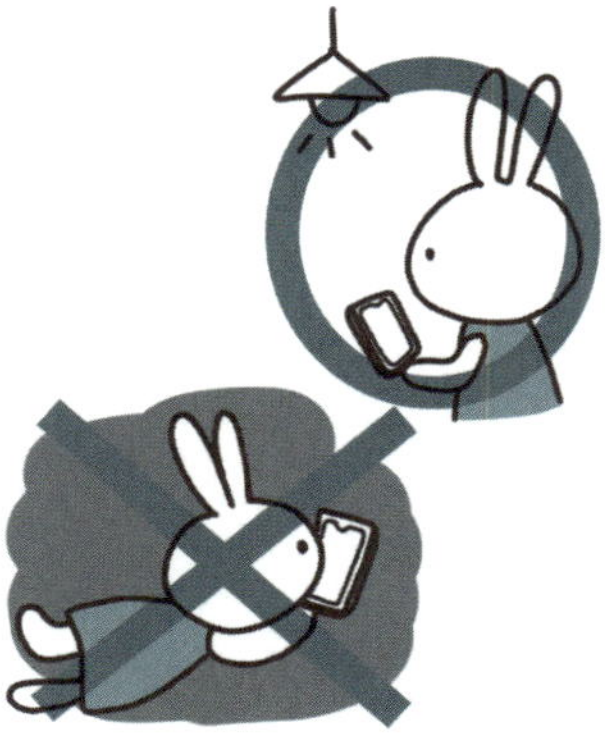

眼精疲労のセルフケア

皆さんは本を読んだり、勉強したりするときにタイマーを使っていますか？僕も目の疲れを感じ始めたので取り入れているのですが、ポモドーロタイマーを使うと、効率も上げながら、目の疲れも取れます。

ポモドーロタイマーは「ポモドーロテクニック」で使われるタイマーのことです。これは**集中する時間（25分）と休憩時間（5分）を繰り返すことで仕事のペースを生み出す時間管理術**の一つです。

イタリア人の起業家であり作家のフランチェスコ・シリロ氏が提唱した「タイマーを活用した時間管理手法」で、僕も記事を書いたり、勉強したりするときにはこの方法を使っています。

しかもこの休憩するタイミングは、29ページで紹介した20‐20‐20ルールに近く、目を休ませるタイミングとして最適です。

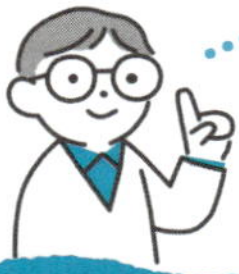

眼科医のつぶやき

ポモドーロはイタリア語で「トマト」の意味。考案者のシリロ氏がトマトの形のキッチンタイマーを愛用していたことから、こう呼ばれるようになりました。

ポモドーロテクニックの実践方法

目の疲れを意識したポモドーロテクニックは以下の通りです。

25分間は集中して作業をします。そして、その後の5分間で遠く（5〜6メートル先）をぼーっと見ます。

もちろん、読書や勉強だけでなく、スマホを見るときや縫い物をするときなどにも使えます。意識して目を休めることこそが、目の疲れを取るために非常に重要なセルフケアです。

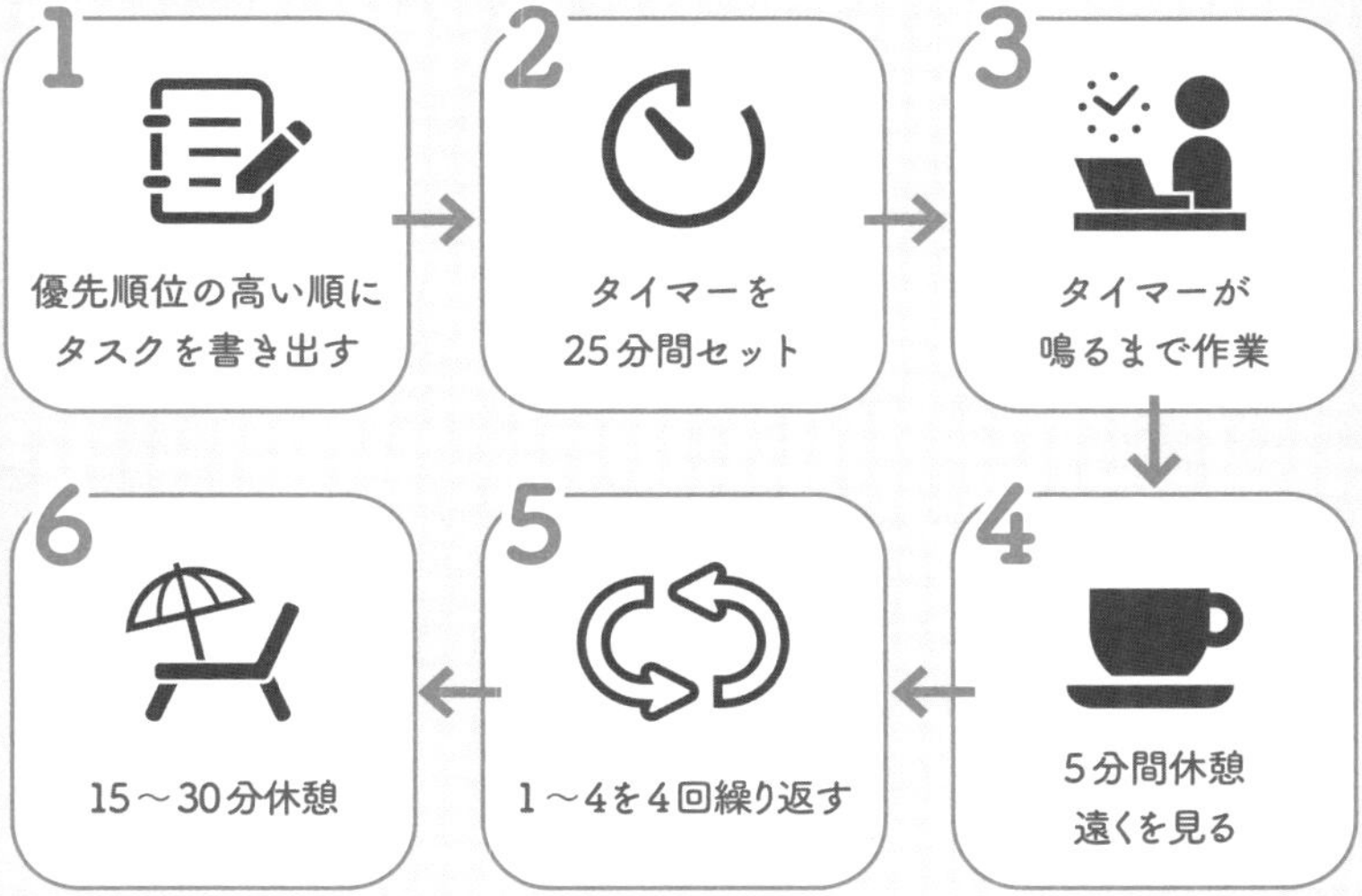
1
優先順位の高い順に
タスクを書き出す
2
タイマーを
25分間セット
3
タイマーが
鳴るまで作業
4
5分間休憩
遠くを見る
5
1〜4を4回繰り返す
6
15〜30分休憩

目が乾く……ドライアイ

ドライアイとは？

ドライアイは涙の量が減ったり、その質が低下したりすることで、目の乾きや違和感、見えにくさなどの症状が現れる病気です。

失明するような病気ではないものの、見え方が悪くなったり、その不快感から症状に悩んだりする方が多くいます。**40歳以上の日本人を対象にした2011年の研究では、男性の12・6%、女性の21・6%がドライアイでした。**このように、ホルモンなどの影響で女性のほうが多いとされています。

ドライアイには原因が複数あり、どれか一つを改めたからといって、すぐに症状が治らないことも少なくありません。ちなみに、ドライアイの原因は左の通りです。あなたはいくつ当てはまりますか？

●ドライアイの原因となる要素

・加齢　・女性　・ライフスタイル（画面を長時間見る）
・コンタクトレンズ装用　・喫煙（タバコ）
・周辺環境（湿度が低い、エアコン下、送風）
・飲み薬（抗コリン作用のあるもの）
・目薬（塩化ベンザルコニウムという防腐剤の入ったもの）
・涙の脂をつくるマイボーム腺の病気
・結膜《けつまく》弛《し》緩症《かんしょう》（加齢でできる結膜［白目］のしわ）
・全身の病気（シェーグレン症候群や関節リウマチなど）

この他にも、**糖尿病やレーシック手術、ストレスなどでもドライアイになる、症状が悪化することがある**と知られています。ドライアイの治療では、右に挙げたような原因を取り除き、涙を正常な状態に近づけることが重要です。

さて、ここからは意外と知られていない、リスクについて深掘りしていくことにしましょう。

ドライアイで全身の病気が分かることも

先のページでも挙げたように、ドライアイにはさまざまな原因があります。リストを見て「スマホを長く見ているからだ」「コンタクトレンズをしているせいかも」と、思い当たる原因がある方もいるでしょう。

しかし、あなたのドライアイの原因は本当にスマホやコンタクトレンズのせいでしょうか。実は、**目ではなく体の病気が原因でドライアイの症状が出てくることが**あるのです。

例えば、シェーグレン症候群や関節リウマチなどの自己免疫疾患では、ドライアイの症状が現れることがあります。特に、シェーグレン症候群は重度のドライアイの原因になりかねません。

免疫が暴走し、涙が出にくくなってしまう

シェーグレン症候群は50代の女性に多い病気です。この病気になると、免疫が、本来攻撃すべきでない自分の涙腺や唾《だ》液腺を攻撃してしまいます。その結

果、涙が出にくくなるドライアイ、唾液が出にくくなる口の中の乾燥などといった症状を引き起こします。

症状の程度には個人差がありますが、**通常の治療でドライアイの症状が治りにくい患者さんを調べると、シェーグレン症候群が見つかる**ことがあります。

残念ながら根本的にシェーグレン症候群を治すことはできません。しかし、口の中の乾燥を防いで虫歯を予防し、ドライアイの重症化を防ぐために検査や治療をすることが重要です。ドライアイや口の中が乾く症状の両方がある場合は眼科を受診するようにしましょう。

特に、90ページで紹介するドライアイのセルフケアを試しても症状が強く出てしまう場合は眼科を受診すると安心です。

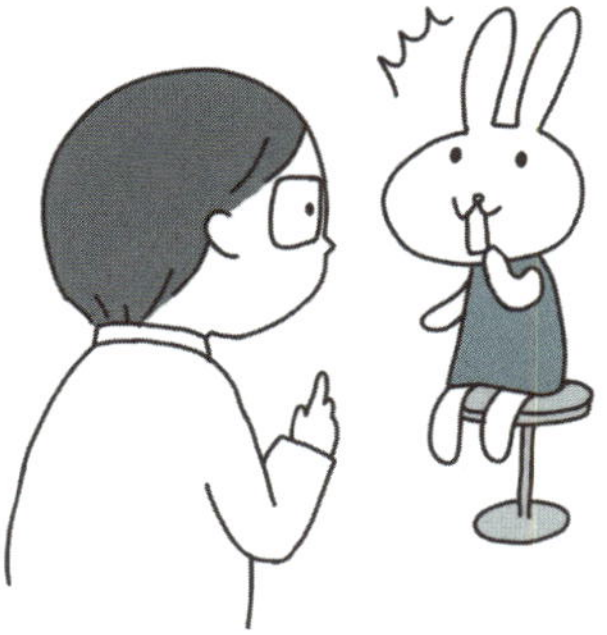

ドライアイのセルフチェック

目の乾きは主観的な症状なので、気づきにくい方もいます。あなたの目は本当にドライアイなのでしょうか。かんたんなセルフチェックを2つ用意しましたので、ご自身のドライアイの症状があるかどうかを試してみてください。

●セルフチェック1　まばたき10秒がまんチェック

「目を開いてから、目の表面の涙の層がくずれるまでの時間」を計ります。まばたきをせずに目を開けたまま10秒以上がまんできたら、ドライアイの心配は少ないでしょう。5〜10秒しかがまんできなければドライアイの可能性が高くなり、5秒未満の場合、ドライアイと診断される確率が上がります。

●セルフチェックその2　11項目の自覚症状チェック

左ページの11項目に当てはまる症状があるかどうかをチェックしてみてください。

セルフチェック1
まばたき10秒がまんチェック

まず鏡の前に立って目を閉じます。目を開けてからまばたきせずにがまんできた時間を計ります。

10秒以上～	ドライアイの心配はないでしょう。
5～10秒未満	ドライアイの恐れがあります。
5秒未満	ドライアイである確率が高いです。

セルフチェック2
11項目の自覚症状チェック

- □ 目が疲れやすい
- □ 目やにが出る
- □ 涙が出やすい
- □ 目が重たい感じがする
- □ なんとなく目に不快感がある
- □ 光をまぶしく感じやすい
- □ 目が痛い
- □ 目がゴロゴロする
- □ 物がかすんで見える
- □ 目が赤くなりやすい
- □ 目が乾いた感じがする

5つ以上当てはまる場合はドライアイの可能性が高まります。
1つしか当てはまらなくても、その症状が強いのであれば
ドライアイなどの病気があるかもしれません。

2つのセルフチェックをやってみて、いかがでしたか？90ページでは、ドライアイのセルフケアについて解説します。「ドライアイかも？」と思った方は試してみてください！

その目の不快感・目の痛みは目薬のせい？

タイトルを見て「目薬が原因でドライアイになるの？」と驚いた方もいると思います。実は、目薬に含まれる「ある成分」が、目のゴロゴロ感や痛みの原因になるということを知っていましたか？

それは「塩化ベンザルコニウム（ＢＡＫ）」という成分です。

ＢＡＫは目薬の防腐剤として広く使われています。お使いの目薬の成分表を見ると書いてあることも多いでしょう。このＢＡＫの濃度を濃くすれば、開封後の目薬も長く使えます。逆に、濃度が薄ければ、開封後に使える期間が短くなります。

しかし、この**ＢＡＫは角膜（黒目）に傷をつけてしまうことがあります。**特に、ＢＡＫを含む目薬を１日に何回も使う方や、１回に何滴も使ってしまう方は要注意です。

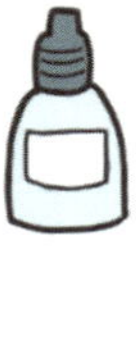

目薬の防腐剤が目を傷つけてドライアイの原因になる

ＢＡＫによる黒目の傷を「角膜上皮障害《かくまくじょうひしょうがい》」といいます。こうなると目がゴロゴロしたり、目の痛みや見えにくさなどの症状が出たりすることがあります。もちろん、全員がＢＡＫを避ける必要はありません。通常はこの悪影響が強く出ることはほとんどありません。しかし、目薬を使っているのに目の不快感やドライアイのような症状がある場合は注意が必要です。目薬の影響が心配な方は、ＢＡＫという成分が含まれていないものを選びましょう。

また、ソフトコンタクトレンズを使用している方は、レンズをつけたままこの成分を含む目薬を使ってはいけません。**レンズが変性して使いものにならなくなるだけでなく、ＢＡＫがレンズに付いて、目の表面に傷がつきやすくなります。**必ずレンズを外して、目薬をさした後は5分以上あけてからつけ直すようにしてください。

コンタクトの使い方でドライアイはこんなに変わる

コンタクトレンズの使い方でドライアイの症状が大きく改善することがあります。レンズの種類を替えたり、1日使い捨てのタイプに替えたりしなくても、ドライアイが改善するかもしれません。

それは**コンタクトレンズを「よくこすり洗いする」こと**です。

ものすごく単純な内容に拍子抜けしたかもしれませんが、意外とできていない方が多い印象です。

日本コンタクトレンズ学会も、どんな洗浄方法を行う場合であっても「こすり洗い」を併用するようにすすめています。ハード・ソフトコンタクトレンズともに、**指先でこすり洗いすることで、レンズについたタンパク質や脂質をしっかり落とせる他、微生物も1000の1程度に減らせる**のです。「こすり洗い不要」と表記された洗浄液も出ていますが、こすり洗いを併用しないと効果は大きく下がります。

正しい「こすり洗い」で目の健康を維持できる

特に、ソフトコンタクトレンズの場合は、こすり洗いをすることで洗浄効果も消毒効果も発揮されます。具体的なこすり洗いは左の図を見てください。

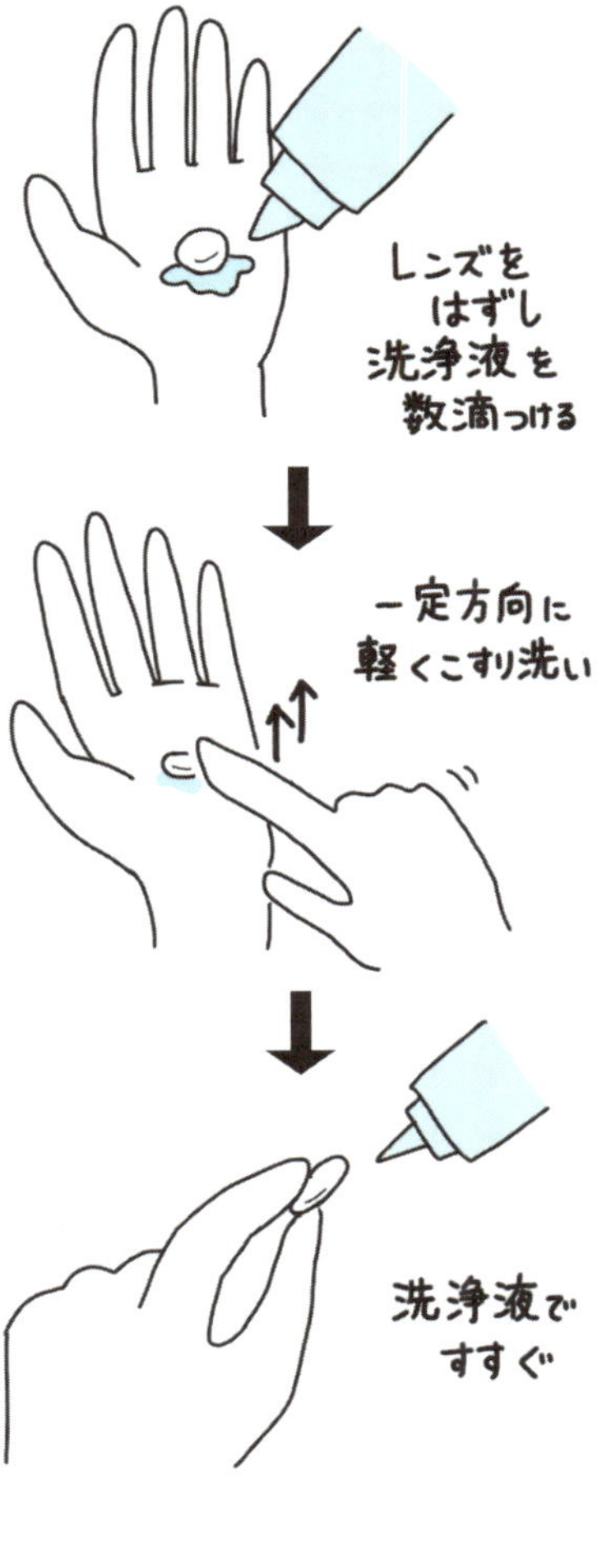
レンズをはずし洗浄液を数滴つける
一定方向に軽くこすり洗い
洗浄液ですすぐ

ドライアイを防ぐセルフケア

僕がおすすめするのは、「瞬き運動」です。とてもかんたんで、理にかなっているので、ぜひ試してください。

まばたきをきちんとすることで、マイボーム腺という涙を出す腺から、涙の脂成分が出やすくなります。これが涙に入ることで、水分が目から蒸発しにくくなる効果があります。

動画で「瞬き運動」のやり方が見られます

出典：「眼科医 有田玲子先生のドライアイ診察室」

3 まぶしい目

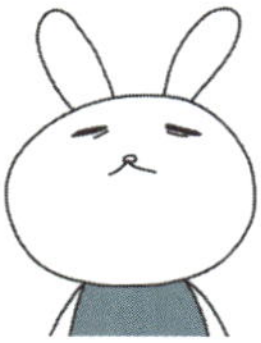

強い日差しに目を細めたときの目の形にします。下まぶたに力を入れるのがポイントです。

「瞬き運動」のやり方

「瞬き運動」は、上まぶたの筋トレと、下まぶたの筋トレで構成されています。これを1日5回程度行うと良いでしょう。

1 ぱちぱち

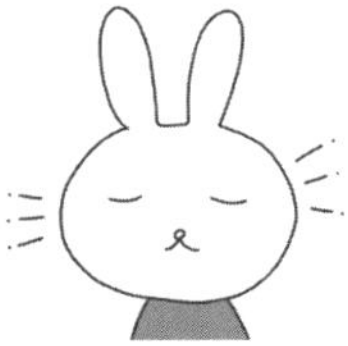

目の周りの眼輪筋だけを動かして、目を2回閉じます。まぶたの上に力を入れるように意識します。

2 ぎゅー

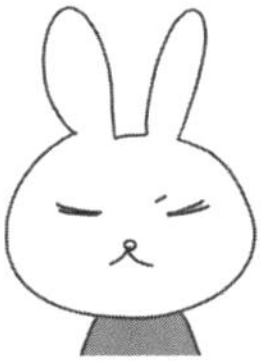

目をしっかりと閉じます。眉間にしわが寄らないように注意します。

4 キツネ目

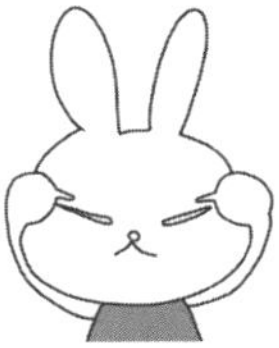

眉毛と目尻の間を下から押し上げて、キツネのようなつり目にします。上まぶたを指で固定したまま、目を閉じて、下まぶたの筋肉をきたえます。

まぶたの下から目をつり上げるのはNGです。

近くが見えにくい……老眼

老眼とは？

「最近、近くが見えにくくなった」と感じる方もいると思います。実は人によって老眼の始まる年齢は違います。35歳で老眼を感じる方もいれば、45歳で老眼を感じ始める方もいます。

それは**ピントが合いやすい位置（近視か正視、遠視）とピントを調節する力（調節力）が大きく影響する**ためです。

遠視の方は調節力の低下に気づきやすい

正視や遠視は、遠くが見えやすいため一般的に「目が良い」といわれる状態です。しかし遠視の場合はピントを調節する力がないと見えにくいため、特に手元を見る際には、ピント調節力を大きく使う必要があります。この**ピント調**

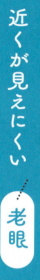

節力は年齢とともに低下するため、目が良い方は手元が見えにくくなります。この状態を老眼と呼んでいます。

つまり、目が良い方はピント調節力低下の影響を受けやすく、手元が見えにくいと感じやすいのです。

一方、近視は一般的に「目が悪い」といわれる状態です。ピント調節をしても遠くが見えにくいため、メガネやコンタクトレンズが必要になります。しかし、近視の方はメガネなどを外せば近くにピントが合いやすいため、老眼の症状を感じにくいとされています。

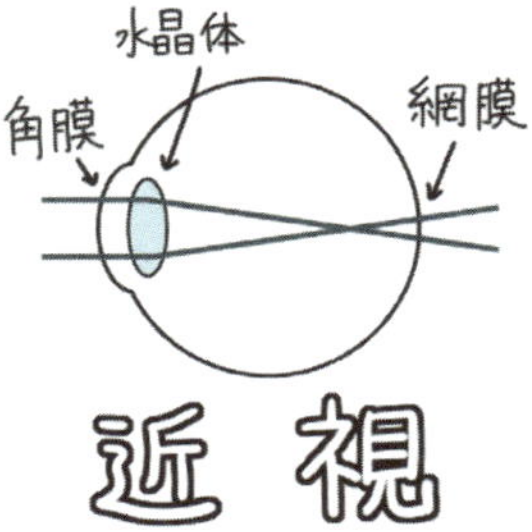

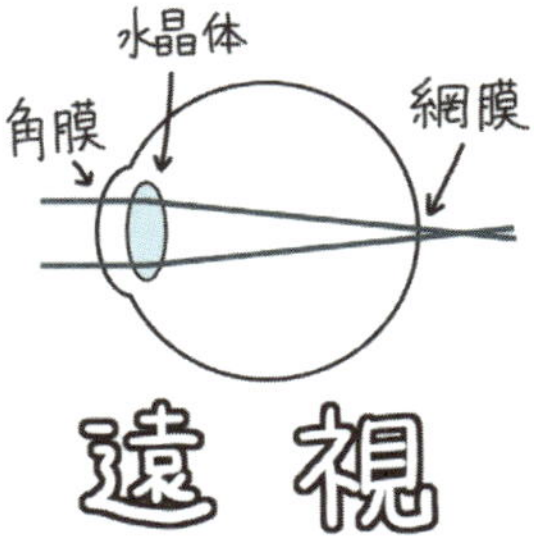

眼科医のつぶやき

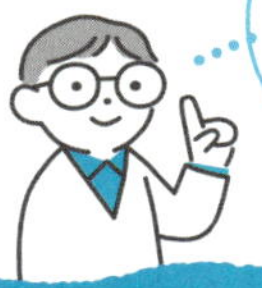

100円ショップの老眼鏡は、左右の度数が同じですし、顔の形に合わないと見えにくさや目の疲れなどの原因になります。初めての老眼鏡はメガネ店で作るのが安心です。

スマホがあなたの老眼を早めている！

最近、若い方の老眼が増えています。

これまでは老眼が始まるのは、おおむね40歳前後とされていましたが、最近では10代〜30代の若い世代でも、老眼の症状が出ることがあります。

特に、スマホは文字が小さく、距離が近くなりがちです。**スマホを長時間見ていることで、老眼のような症状を訴える若い方が増えています。これを僕たちは「スマホ老眼」と呼んでいます。**長時間スマホを見続けたことで、目の筋肉が疲れてピント調節力が低下してしまう状態です。

スマホ老眼の代表的な症状は、次のようなものです。

- スマホを見た後、遠くの物がぼやけて見える
- スマホの文字を見るとき、少し離すと見やすくなる
- 夕方になると、スマホの画面がぼやける

もしこれらの症状があれば、もしかしたらあなたもスマホ老眼かもしれません。スマホ老眼の症状は一時的なものが多いのですが、目を使う環境を変えなければ症状を改善するのは難しいでしょう。

スマホ老眼を防ぐには、大きな画面を使う

いちばんの解決策はスマホを使わないようにすることです。しかし、それが難しい場合は、**なるべく大きな画面のパソコンやテレビに映して見るのをおすすめします。**

例えば、仕事のメールはパソコンから送ったり、ＹｏｕＴｕｂｅなどの動画サービスはパソコンやテレビのモニターに映して見たりするなどの対策から始めてみましょう。スマホ老眼の症状が軽いうちに対処すれば、大きく生活を変えることなく、少しの工夫によって老眼の症状を改善できます。

スマホ老眼の症状を放っておくと、目の疲れから頭痛や肩こりなどの症状につながる恐れがあります。生活を便利にするためのスマホで、不自由な生活を送ることがないよう、使い方を見直してみましょう！

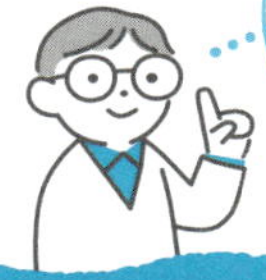

眼科医のつぶやき

老眼鏡の度数はD（ディオプトリー）という単位に凸レンズを示す＋で表します。個人差はありますが、度数の目安は45～50歳で+1.0D～+1.5D、60歳以上で+3.0D～+4.5Dくらいです。

海外で使われている老眼を治す目薬

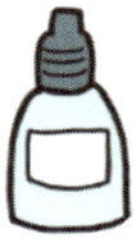

「老眼を治す目薬はないんですか?」

眼科医をしているとこういう質問を受けます。

実は、**アメリカでは「VUITY」という老眼に効く目薬が販売されています。**「®iHerb」などの海外の通販サイトで買えますが、2025年現在、日本ではまだ承認されていないため販売されていません。

たしかに、その目薬を使うと、老眼の症状は改善するようです。

この目薬には「ピロカルピン」という成分が含まれており、日本でも緑内障の治療のために処方する場合があります。しかし、老眼には保険適用外なので、老眼の方には処方できません。

一時的なピンホール効果でピントが合いやすくなる

なぜピロカルピンが老眼に効くのでしょうか。

ピロカルピンには、目の瞳孔を絞る効果（縮瞳《しゅくどう》）があります。**縮瞳すると「ピンホール効果」によってピントが合う距離が増えます。その結果、近くも見えやすくなり、老眼の症状が改善するわけです。**

ただし、この目薬によって頭痛や目の充血などの副作用が生じる恐れがあります。さらに特定の目の病気がある方には使えないですし、運転などをする際の影響もあります。

しかも、効果が半日持続しないため、必要なときに効果が発揮できるとは限りません。コスパ（費用対効果）は目薬よりも老眼鏡のほうが良いと思います。

また、診察前にこの目薬を使っていると、瞳孔を開く検査ができない場合があり、眼科医としては検査や治療が遅れるのを懸念しています。

このように、老眼の症状を治す目薬にはさまざまな問題があるので、くれぐれも眼科医に相談せずに個人で輸入して使わないようにしてください。

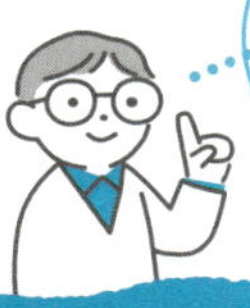

眼科医のつぶやき

小さな穴を通すとピントが合いやすくなることをピンポール効果といいます。この効果を利用した小さな穴のあいたメガネもありますが、視力を回復する効果はありません。

老眼を治す手術があるって本当？

インターネットを検索すると、さまざまな「老眼を治す手術」が表示されます。老眼治療を目的とする手術には、僕が知っている限りでは「多焦点眼内レンズ挿入術」「モノビジョンレーシック」「角膜インレー挿入術」「Ａｄｄ－ｏｎレンズ」などがあります。

手元が見えにくくなる老眼の症状を治すのが手術の目的です。もしも老眼を治せるなら、老眼鏡をかけたり、目薬をさす手間がなくなって良いですよね。すべてを説明すると混乱すると思いますので、ここでは「多焦点眼内レンズ挿入術」を例に説明します。これは、**目の「水晶体」の代わりに、「多焦点眼内レンズ」を挿入する手術**です。

多焦点眼内レンズは、近く、中間、遠くなど、さまざまな距離にピントが合うよう設計されているレンズです。白内障の手術でも、この多焦点眼内レンズを入れている方はいます。たしかに、この多焦点眼内レンズを入れると、手元にある近くの文字が見えるようになります。

手術を検討するときは、見え方が変わるリスクも考慮する

しかし、多焦点眼内レンズの手術を受けると、さまざまなデメリットが出ることがあります。例えばメガネやコンタクトレンズをしたときに比べて「コントラスト感度」が落ちてしまい、色の濃さを薄く感じてぼやけてしまう場合があります。さらに、**多焦点眼内レンズは、夜間のライトをまぶしく感じ、にじみを感じてしまい、運転しにくくなるなどの症状が出る**ことがあります。

このように老眼の手術はいくつかありますが、現時点では老眼だけを治すものはなく、何らかのデメリットがあります。もちろん、そのデメリットを受け入れることができるほど老眼の症状が強ければ、選択肢の一つに入れても良いかもしれません。しかし「老眼が治る」という文言だけを信じて、手術をするのは望ましくないと思います。

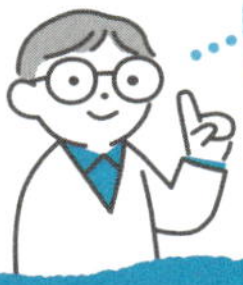

眼科医のつぶやき

多焦点眼内レンズは、白内障の治療でも使われます。詳細は150ページでも触れているので、そちらも参考にしてください。

100円で改善⁉
老眼を和らげるセルフケア

僕がおすすめする老眼を和らげる方法とは、老眼鏡を使って遠くを見て「ピントをぼやけさせる」ことです。これは今お持ちの老眼鏡でできます。老眼鏡が手元にない方は100円ショップなどで、度数がプラス2・0Dくらいの老眼鏡を買って試してみてください。

●メガネをかけなくても遠くが見える方

あえて老眼鏡をかけて、遠くを見てください。

●近視でメガネを利用している方

メガネを外して遠くを見てください。

●近視でコンタクトレンズを装着している方

コンタクトの上から老眼鏡をかけて、あえて遠くを見てください。

いずれもピントが合っていない状態をつくり出すことになります。何かを見ているときはピント調節力を使っています。目を開けている状態でぼんやり見るというのが老眼を和らげるケアのポイントです。

特に、スマホ老眼はピント調節力を使いすぎているだけの場合があり、この方法がとても効くことがあります。最近、老眼の症状が出てきた方や、強くなってきた方は試してみてください。

ピントが合わない状態をつくって老眼のケアをしよう

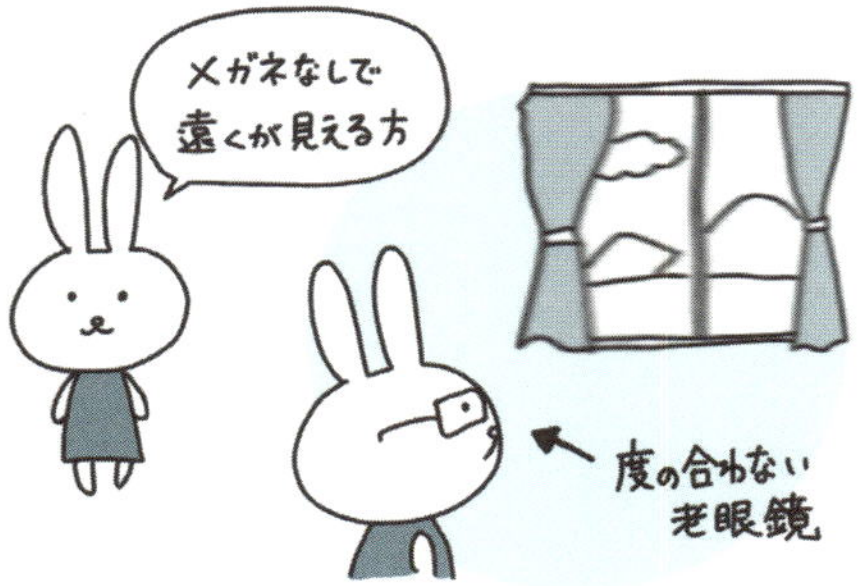
メガネなしで遠くが見える方
度の合わない老眼鏡

あえて老眼鏡をかけて遠くを見る

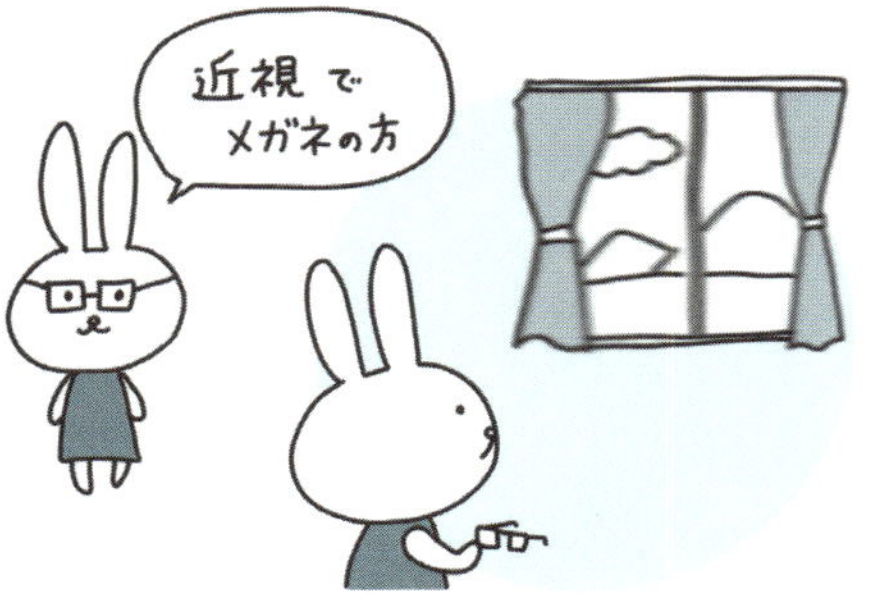
近視でメガネの方

メガネを外して遠くを見る

遠くが見えにくい 近視

近視とは？

近視は一般的に「目が悪い」といわれる状態で、近くの物が見える一方、遠くの物が見えにくい状態です。

近視は大きく分けると、目の奥行きが長くなる「軸性近視《じくせいきんし》」と、角膜や水晶体が屈折する力が強くなる「屈折性近視《くっせつせいきんし》」のどちらかで生じます。

多くの人は、眼球が伸びてしまって起こる軸性近視

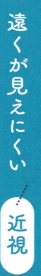

近視の大部分は「軸性近視」といわれています。大人に成長していくときに眼球も大きくなるのですが、このときに軸性近視では、目の奥行きがより長くなります。これは近くを見るのに筋肉のピント調節だけでは足りない、あるい

は網膜全体に光を行き届かせるために起こると考えられています。しかし逆に、軸性近視になると遠くを見たときに網膜にピントが合わず、物が見えない状態になります。また、**軸性近視になると、眼の構造自体が変わってしまうため、元の状態に戻すことが難しくなります。**

一方、角膜と水晶体の屈折力が強い場合の「屈折性近視」も、遠くを見たときに網膜上にピントが合いません。屈折性近視の中には一時的な近視状態（「仮性近視」や「調節緊張」と呼ばれます）の方もいます。この近視は**毛様体筋の緊張による近視なので、目薬で毛様体筋をほぐせば改善します。**

しかし、一時的な近視もスマホを長く見たり、姿勢が悪いまま近くを見ていたりすると、調節する力が疲弊してしまい、代わりに眼軸長を伸ばして見るようになります。そして、眼軸長が伸びると、軸性近視になってしまうのです。

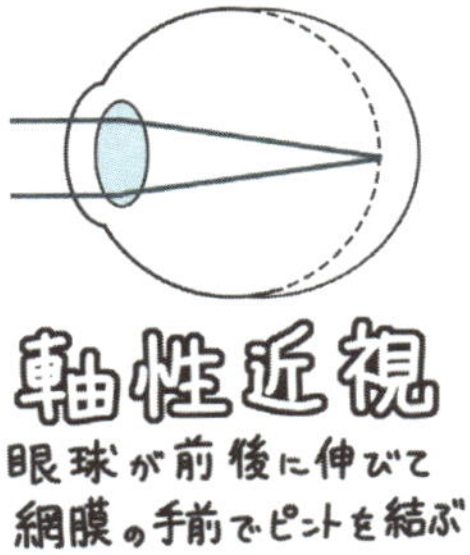
軸性近視
眼球が前後に伸びて
網膜の手前でピントを結ぶ

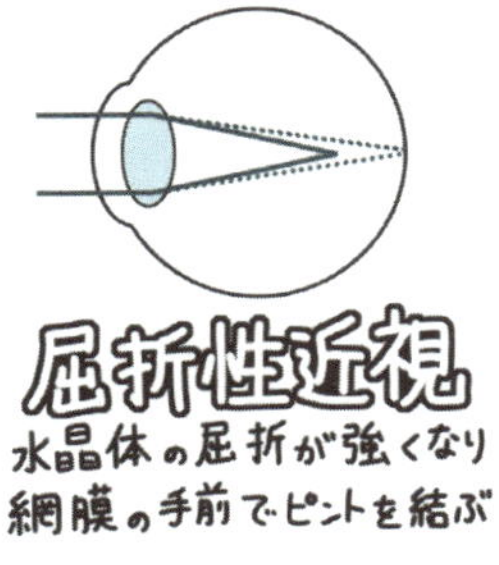
屈折性近視
水晶体の屈折が強くなり
網膜の手前でピントを結ぶ

今、近視が増えている

ここ数十年で近視は世界的に増加しています。なんと2050年には近視は世界の人口の約半分（50億人くらい）、強い近視（強度近視）は約10％（10億人くらい）を占めると予測されています。

特に、日本を含むアジアには近視が多いことが分かっています。例えば、東京都内1416名の小中学生を対象にした2017年の調査では、近視の小学生は全体の76・5％、中学生では94・9％と報告されました。さらに、強度近視は小学生で4・0％、中学生で11・3％でした。

近年では学校でのタブレット利用が進むなど、より近視になりやすい環境になってきています。

近視は、将来の白内障・緑内障・網膜剥離のリスクを高める

ただ、近視のために遠くが見えにくくても、多くの方はメガネやコンタクト

レンズをつければ見えるようになります。そのため、「どうして近視がいけないの？」という疑問を持つ方もいらっしゃるでしょう。

たしかに、短い期間で考えれば、メガネやコンタクトレンズの装着によって見えにくさは解決します。しかし、長い目で見ると、近視はさまざまな病気のリスクを高めるとされています。**実際、近視が強ければ強いほど白内障や緑内障、網膜剥離になる患者さんが多い**という報告があります。

これらの病気では、視力を下げる、視野が欠けるといった症状が出て、最悪の場合は失明につながる恐れがあります。特に、緑内障については失明原因の1位です。将来の失明リスクを下げる意味でも、近視の進行を防ぐことが重要となるのです。

東京都内の小中学生を対象にした近視の調査結果

小学生の近視の割合

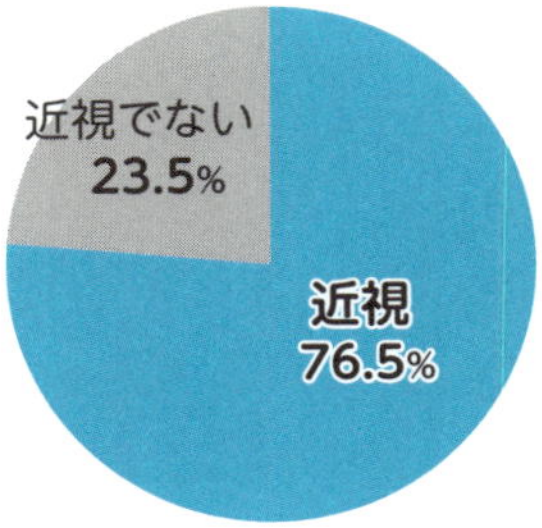

中学生の近視の割合

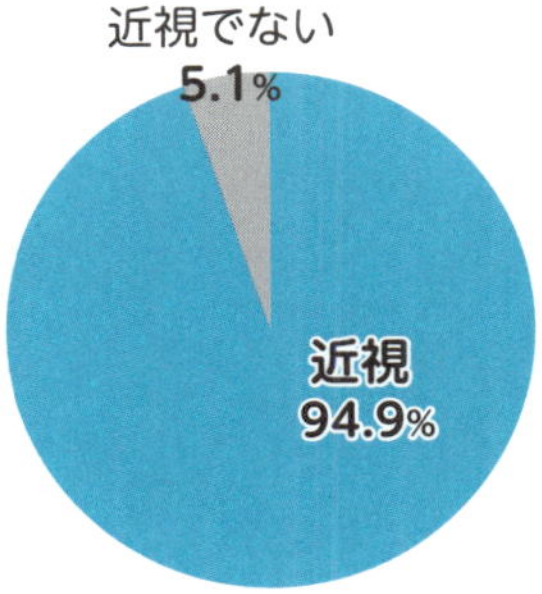

コンタクトレンズは人体へのリスクもある高度管理医療機器

コンタクトレンズは、使うことよりも使った後の管理のほうが重要です。

中には、コンタクトレンズを使うと目が悪くなると思っている方もいますが、定期的にレンズの度数が合っているかどうかを確認していれば、そのような心配はほとんどないといって良いでしょう。よって、レンズの管理ができるかどうかが重要となります。

コンタクトレンズは透析の機械やAED（自動体外式除細動器）と同じ、「高度管理医療機器」です。**高度管理医療機器は、不具合があると人体へのリスクが高いとされています。そのため扱いは慎重にしないといけません。**

特に2週間や1か月など長期間使うタイプのコンタクトレンズは、毎日洗浄することで、付着した汚れや細菌を洗い流す必要があります。使い捨てのレンズは洗浄が不要ですが、もしも目から外れたときにそのまま使わないことや、替えのメガネを持ち歩くなど基本的な管理はもちろん必要です。

　このように正しい取り扱いが自分でできるようになって初めて、コンタクトレンズを使える許可が出せると考えています。

コンタクトレンズは何歳まで使ってもいい？

　コンタクトレンズは小中学生から使えるようになります。では、いったい何歳まで使ってよいものでしょうか。

　答えは、基本的に年齢制限はない。になります。しかし、自分の身の回りのことを自分でできなくなったなら、それがやめるタイミングです。

　また、**長期間のコンタクト使用は角膜細胞数の減少につながることがあります。年齢とともにこの細胞数が減っていくと、水疱性角膜症《すいほうせいかくまくしょう》といって視力が大きく下がってしまう恐れがあります**。この病気は発症するまで自覚症状はありませんから、コンタクトレンズの検診が重要です。もしコンタクトレンズを使っているなら、検診は何歳になっても続けてください。

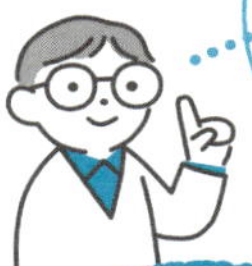

眼科医のつぶやき

僕が今までにコンタクトレンズを処方した最年少は10歳だったと記憶しています。挨拶も、受け答えもしっかりしていてお弁当箱も自分で洗って乾かしていました。コンタクト使用の可否は年齢よりも性格が大事だと思います。

近視は大人になってからも進む？

目が悪くなるのは子どもだけだと思っていませんか？　実は割合は少ないものの、成人後も近視が進むことが分かっています。実際に、２０２２年の報告では、８年間で５１６人のうち72人（13・9％）で近視が進行しました。子どもと比べるとその割合は低いものの、この報告から、20〜28歳の成人でも近視は進行しうることが明らかになりました。

報告では「近視になりやすかった要因」も挙げられています。

●近視を発症するリスク要因

・東アジア人　・女性　・日光を十分に浴びていない

・親が近視である

これらのうち「日光を十分に浴びていない」だけは回避可能なリスクです。

眼科医のつぶやき

近視が東アジア人に多い原因は、受験戦争ではなく、屋外活動が少ないことが影響しているようです。日照時間が夏と冬で10時間違うデンマークの報告では、季節で近視の進行しやすさが大きく違いました。外に出るのは大事です。

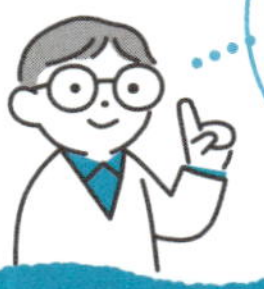

日光を浴びると近視の進行を回避できる

スマホやパソコンの長時間使用、テレワークや外出の自粛などは近視を進める原因になりえます。**日光を浴びればスマホを長時間使用しても良いという話ではなく、近距離を見ずに屋外で活動することが重要になります。**

大人の近視の進行を防ぐために、以下の点を守りましょう。

- **スマホなどを見る場合は30センチ以上離す**
- **明るい部屋でスマホなどを見る**
- **20分に1回は20秒間、20フィート（約6メートル）先を見て、目を休める**
- **屋外での活動時間を1日40分、できれば2時間以上行う**（※子どものみ近視抑制が証明されていますが、大人でも有効かもしれません）

すべてをすぐに実行するのは、難しいかもしれません。「自転車をやめて歩いて通勤してみる」「スマホスタンドにのせて、スマホを離して見るようにする」など少しずつで良いので、生活の一部に取り入れていただければと思います。

レーシックと眼内コンタクトレンズはどちらが良い？

近視を矯正する方法に、「レーシック」や「眼内コンタクトレンズ（ＩＣＬ）」などがあります。周りからも「レーシックをしたらよく見えるようになった」「ＩＣＬをしたらよく見えた」という感想を聞くこともあると思います。

これらの治療はどちらのほうが優れているというわけではなく、**そもそもどちらが適しているかは、人によって異なります。単純に費用や評判で決めるのはＮＧです。**どちらもガイドラインに細かくその適応が載っています。ここでは特に大事な条件をお伝えします。

強度近視・ドライアイならＩＣＬのほうが良い？

まず、あなたの近視の程度によって、より良い手術方法は変わってきます。**レーシックは近視の度数がマイナス6D未満、ＩＣＬはマイナス6Dより強い近視が良い適応**となっています。もちろん、いずれの手術もこの範囲を超えて行う場合はありますが、デメリットなどと併せて主治医と相談しましょう。

デメリットの代表例がドライアイです。ドライアイの症状の有無も手術を選ぶうえで重要な指標になりえます。レーシックは角膜を削るため、ドライアイになるリスクが他の手術よりも高まります。もともとドライアイで悩まれている方はレーシックを避けたほうがよいでしょう。

また、これらの手術には年齢制限もあります。**レーシックは18歳以上、ICLは21〜45歳が良い適応となります。**これは18歳未満だと近視の度数が変わりうること、また、45歳を過ぎると、老眼や白内障の影響が始まって見え方に変化が表れるため、ＩＣＬで矯正した視力を維持しにくくなるためです。

年齢を重ねて見えにくさが出てきた場合は、メガネやコンタクトレンズで調整をしたり、スマホからパソコンに画面を切り替えるなど生活習慣を変えたりすることが先です。それでも調整できない場合は手術を検討しましょう。

このように、レーシックとＩＣＬは優劣があるわけでなく、近視の度数や年齢、合併症を許容できるかなどで、どちらの手術がより適しているかは変わってきます。

眼科医のつぶやき

近視も老眼（遠視）と同様にD（ディオプトリー）で表します。軽度近視は -0.5D ～ -3.0D 未満、中等度近視は -3.0D ～ -6.0D 未満、強度近視は -6.0D ～です。

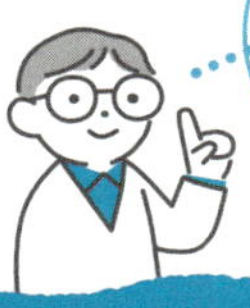

オルソケラトロジーは近視抑制も可能？

「寝ているときのコンタクトレンズ」と聞くと「目に負担がありそう」と不安に思う方もいますよね。これは「オルソケラトロジー」という治療で、**寝ている間、特殊なハードコンタクトレンズをつけて角膜の形を矯正することにより、日中にメガネなしで過ごせる矯正方法**です。

アメリカでは30年以上前から行われている治療です。世界中でその有効性と安全性が確認され、日本でも２００９年から厚生労働省で承認されています。２０１７年12月からは子どもにも処方できるようになりました（ガイドラインでは、20歳未満の使用は慎重投与です）。

オルソケラトロジーの効果は一時的ではありますが、日中はメガネなしで生活できます。**最近では、近視の進行を防ぐことも分かってきており、2005年以降、さまざまな国から多くの論文が出されています。**２０１６年には９つのオルソケラトロジーに関する論文のメタ分析（いくつかの論文を分析した信頼度が最も高いとされる分析方法）が発表されました。この報告でオルソケラトロジーが近視の進行抑制に有効であることが改めて証明されました。

さらに、**5年間、10年間に及ぶ研究でも近視を抑える効果が確認されており、重大な合併症はない**と報告されています。

近視の進行も抑えるが、管理が非常に重要

一見、万能に見えるオルソケラトロジーですが、注意点があります。

近視の進行抑制のために用いるオルソケラトロジーを20歳未満に使用する場合、注意して処方する必要性がガイドラインには書かれています。それは、一般的なコンタクトレンズと同じように、適切な管理をする必要があるからです。**オルソケラトロジーはドライアイや感染症などの原因になることもあるため、子どもが使用する際には保護者の方の協力が最も重要です。**

特に、コンタクトレンズによる感染症は、視力低下や失明の原因にもなりかねません。オルソケラトロジーが使えるかどうかは、１０７ページ「コンタクトレンズは何歳まで使ってもいい？」を参考にすると安心かと思います。

最新の近視矯正手術「ＳＭＩＬＥ」とは？

最後に、大人に対する近視矯正の最新治療であるＳＭＩＬＥ（スマイル）を解説します。これは、**レーシックよりもドライアイの合併症が少ないとされる、近視の矯正治療です。**

ＳＭＩＬＥは「SMall Incision Lenticule Extraction」の頭文字を取っており「小さな傷口からレンチクルという部分を取り出す（近視を矯正する）」という意味です。ＳＭＩＬＥでは、フェムトセカンドレーザーという近赤外線のレーザーを使用して、角膜の一部を抜き取り、屈折矯正を行います。

２００８年にドイツで最初の手術が行われ、２０２３年３月に厚生労働省で認可されました。２０２５年現在までに、世界で８００万眼以上の手術がなされています。

切除範囲はレーシックの10分の1。合併症も少ない

SMILEの特徴は、最小2ミリの傷口で手術が行われること。レーシック

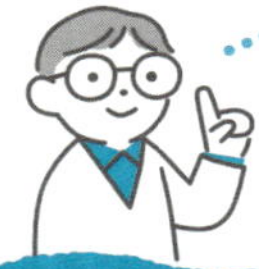

眼科医のつぶやき

目の症例を扱うときは、「眼」という単位を使います。片方の目で１眼、両方の目だと２眼ですね。同じ人であっても左右差があるので、このように数えるのは納得ですね。

の約20ミリに比べて10分の1で済みます。角膜にある神経の損傷も少ないためドライアイが起こりにくいとされています。角膜の強度も維持されるので、近視が戻る合併症も起こりにくいうえ、外からの力にも強いため、ラグビーやボクシングなど接触の多いスポーツをする方にも向いています。手術の適応や術後の合併症などはレーシックとほぼ同じで、レーシックのように角膜のふた（フラップ）をつくらないぶんリスクが少ないといえます。

日本で手術が行われるようになってからまだ日が浅く、症例数が明らかに少ないのが現状ですが、ドライアイや接触の多いスポーツを理由にレーシックを避けていた方にとっては、新たな選択肢の一つになると思います。

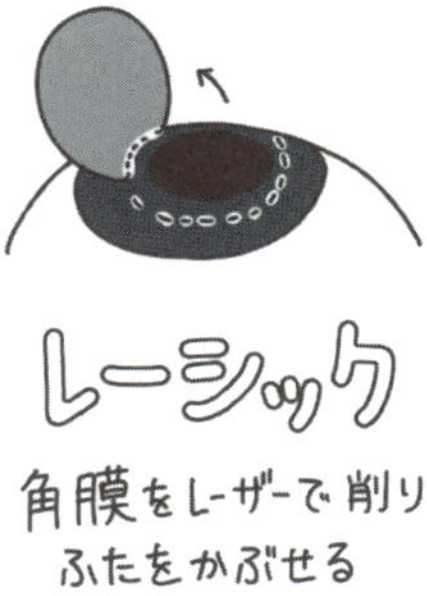
レーシック
角膜をレーザーで削り
ふたをかぶせる

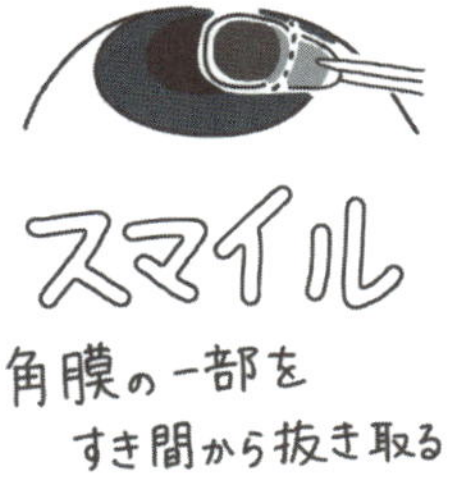

目がかゆい

花粉症・アレルギー

一年中、目がかゆい。それって本当に花粉症？

目がかゆいのを花粉症のせいにしていませんか？　診察をしていると「目がかゆい＝花粉症」と思って受診される方が多いと感じます。

たしかに、日本でスギやヒノキによる花粉症に悩む方は多いのですが、春を過ぎれば症状が落ち着いてきます。それ以外の季節では、初夏のカモガヤやオオアワガエリ、秋のブタクサやヨモギの花粉が代表的です。いずれも、花粉症による目のかゆみは、季節が変われば治まるはずです。

季節が変わったのにもかかわらず目がかゆい場合は、花粉以外のアレルギー物質が原因かもしれません。

季節に関係なく一年中、アレルギー症状が出る病気を「通年性アレルギー性結膜炎」といいます。一方、花粉症のように、特定の季節にだけ症状が現れるものを「季節性アレルギー性結膜炎」といいます。

　どちらのアレルギー性結膜炎も症状は同じで、目のかゆみ、充血、ゴロゴロ感、涙が多いなどです。また、治療で使う目薬も同じなので、この2つの結膜炎は非常に似ています。

通年現れるかゆみの原因はハウスダストや動物の毛

　大きく異なるのはそのアレルギーの原因です。**通年性アレルギー性結膜炎の原因となるハウスダストや動物の毛**は季節を問わず、一年中存在するのが特徴です。

　アレルギー性結膜炎の治療の基本は原因の除去です。ハウスダストが原因であれば定期的な掃除、寝具の交換などを行いましょう。ペットに関しては飼育場所を変えられれば屋外にしたり、顔の近くになるべくこないようにすれば症状が和らぐかもしれません。

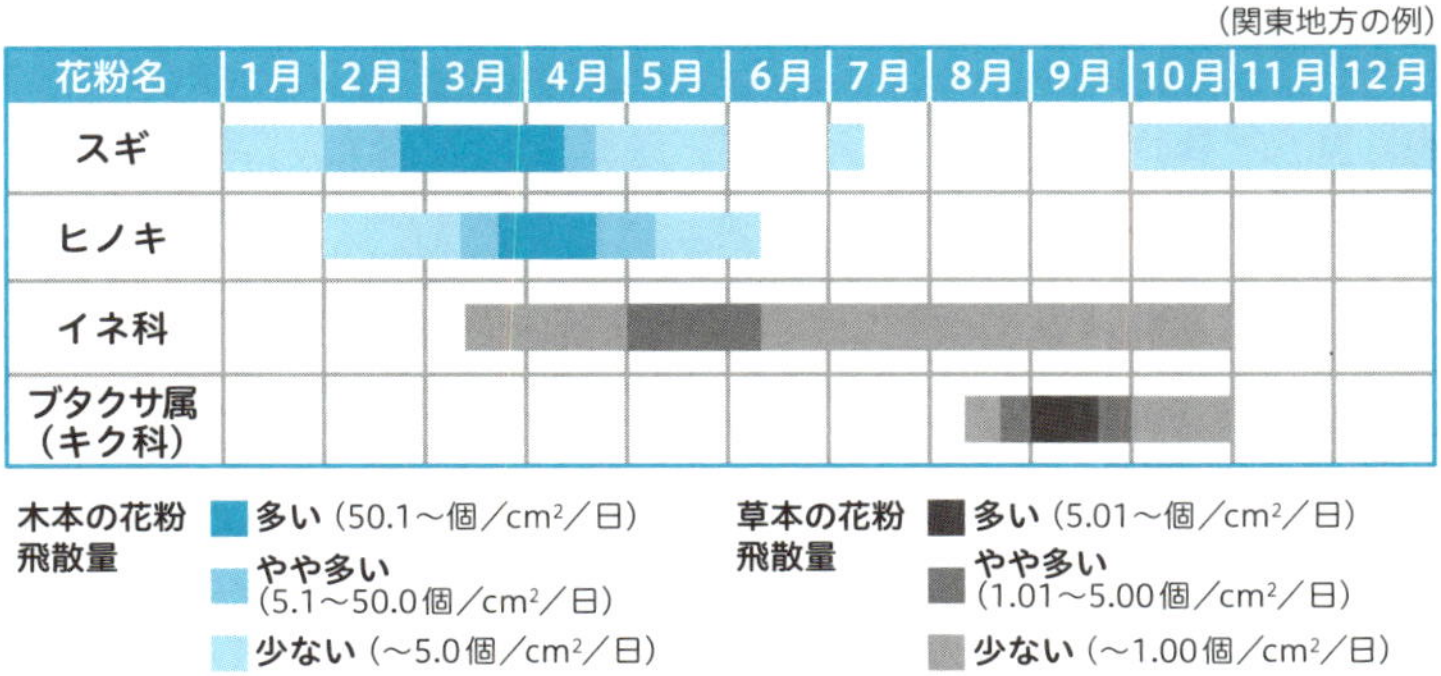

目がかゆいのは、まつ毛のダニが原因かも

目のかゆみを引き起こす原因は、花粉やハウスダスト、動物の毛の他にもあります。

皆さんは「まつ毛ダニ」という名前を聞いたことありますか？

ダニは、布団だけではなくまつ毛に潜んでいることがあります。このダニを「まつ毛ダニ」（専門用語で「デモデックス」）と呼びます。まつ毛の根元、毛根を包む毛包の周辺にいるダニの一種です。体長は最大0・4ミリほどと、肉眼では見えませんが、顕微鏡ではかんたんに観察できます。

このダニがまつ毛で見つかる人の中には、アレルギー反応でかゆみや炎症を起こす人もいます。

かゆみ止めの目薬を使っても症状が改善しないしつこい目のかゆみは、このまつ毛ダニが原因かもしれません。

厄介なのがこのまつ毛ダニはかんたんには取り除けないことです。水で洗ってもほとんど効果はないですし、目を洗顔フォームで洗うと、目に入ってしみたり、角膜の傷の原因になりかねません。

まつ毛ダニはこうやって死滅させる！

このまつ毛ダニ対策として「アイシャンプー」が有効とされています。実際に、**アイシャンプーを用いたまぶたの洗浄により、かゆみなどが改善されているという報告もあります。**

このアイシャンプーは眼科に置いている他、インターネット通販でも買えます。まぶたにかゆみを感じている方はもちろん、アイメイクをばっちりしている方、ドライアイがある方は試してみる価値はあると思います。

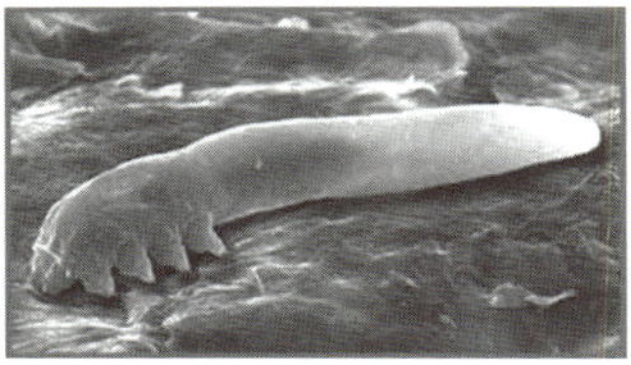
顔ダニ、まつ毛ダニとも呼ばれるデモデックス。毛根や皮脂腺に生息する寄生虫

眼科医のつぶやき

アイシャンプーは、メイクを落として通常の洗顔をした後、適量を手に取って目元にのばし、まつ毛の根元の汚れを落とすように優しくマッサージしてから洗い流します。

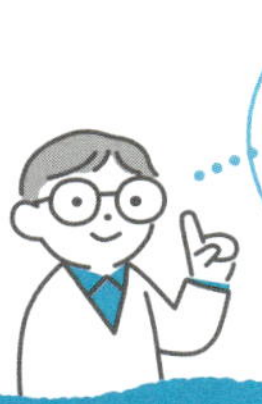

そのアレルギー、実はコンタクトレンズが原因のことも

コンタクトレンズを使っている方、特に使い捨てではないタイプを装着している方は、レンズによるアレルギーが出ているのかもしれません。

コンタクトレンズを使用していると、レンズにタンパク質や脂質、細菌などが付きます。それらを洗浄して取り除くわけですが、すべて取り除くことは難しいため、**徐々にレンズの汚れが残ってしまいます。このレンズの汚れに対して起こるのが、コンタクトレンズによるアレルギーです。**

このアレルギーを起こすと、上まぶたの裏に、大きなぶつぶつ（巨大結膜乳《きょだいけつまくにゅう》頭《とう》）ができます。コンタクトレンズによるアレルギーは「巨大乳頭結膜炎」と診断されます。

巨大乳頭結膜炎はアレルギー性結膜炎の一種で、症状としては目のかゆみや充血、ゴロゴロ感が出ます。また、巨大結膜乳頭によってコンタクトレンズが押されてしまい、外れやすくなることもあります。

使い捨てタイプでも長時間使用している方は要注意

巨大乳頭結膜炎は、長期間使うタイプのコンタクトレンズで起こりやすいのですが、使い捨てタイプを長時間使う場合にも起こりえます。**治療はコンタクトレンズの中止と、目薬を用いて行います。しかし、すぐに治ることは少なく、治療期間は長くなってしまいます。**

また、再発を防ぐためには、長期間使用できるタイプから使い捨てタイプに替えたり、使い捨てタイプの使用時間を短くしたり、メガネなどでの生活に切り替えたりしなくてはいけません。

88ページの「コンタクトの使い方でドライアイはこんなに変わる」でも、こすり洗いの重要性については伝えたつもりです。こすり洗いが甘いなと思った方は、今日からで良いので、洗い方と使い方を見直してください。

眼科医のつぶやき

巨大乳頭結膜炎は具体的には直径1ミリ以上のぶつぶつ（乳頭）ができることを指します。巨大というと大げさに聞こえますが、まぶたの大きさと比べると巨大な存在です。

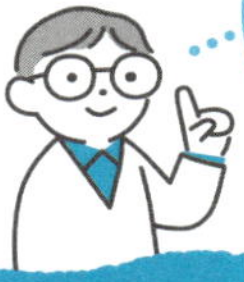

花粉症の症状を事前に和らげる驚きの○○療法

花粉症の方はできるだけ症状を抑えたいですよね。花粉症の保護メガネや花粉症の薬を使っても目のかゆみなどの症状がつらい方は、ぜひ「初期療法」という方法を試してください。

花粉症の初期療法とは、**症状を抑える、または軽くするために、花粉症が発症する少し前から薬を使い始める治療方法**のことです。

現在はさまざまな種類の抗アレルギー剤が出ています。しかしこれらの抗アレルギー剤は、効果が出始めるまでに時間がかかります。個人差がありますが、使い始めから1週間~2週間くらいかかることもあります。

そのため、花粉が飛び始めて症状が出てから薬を飲み始めても、効果が出るまでの期間に症状が強く出てしまうかもしれません。

この弱点を補うのが初期療法です。

スギ花粉症なら1月中旬から薬を飲み始める

例えば、スギ花粉は2月から飛び始め、その後から花粉症の症状が出始めます。初期療法では症状が出る2週間ほど前から、花粉症用の飲み薬や目薬を使い始めることになります。早い方は1月中旬くらいから初期療法を始めることになります。

この初期療法の良いところは非常にかんたんなことです。いつも使っている薬を2週間ほど前から使い始めるだけです。ただし、**花粉が飛び始めてから花粉症の症状が出るまでには時間差があります。自分の症状がいつ頃から出るかを覚えておくか、カレンダーなどにメモしておくと良いでしょう。**

しかし、残念ながらこの方法はあくまで「症状を和らげる治療」です。もしスギ花粉症を根本から治したい方は、次の項目で解説する方法を試すと良いかもしれません。

花粉症を治す最新治療、舌下免疫療法とは？

花粉症は治らないものと思っている方もいるでしょう。実は、スギ花粉症は「舌下免疫療法《ぜっかめんえきりょうほう》」によって根本的に解決し、花粉症用の飲み薬や目薬が不要になることが期待できます。

舌下免疫療法は、**舌の下に薬を置いてスギ花粉の成分を少しずつ体内に入れることで、スギ花粉に対する反応を緩和しながら、治していく方法**です。

この治療を行う前の時代は、アレルギー物質を含む治療薬を皮下に注射する「皮下免疫療法」が主で、病院での治療が必要でした。しかし、治療薬を舌の下に投与する舌下免疫療法が登場し、自宅でも手軽に服用できるようになりました。

また、この**舌下免疫療法はアナフィラキシーなどの全身の副作用が起こりにくく、さらに痛みがないので、注射が苦手なお子さん（ただし5歳以上）にも行えることが良い点です。**

保険適用でコストも安いが、毎日続ける根気が必要

舌下免疫療法は保険適用のため費用を抑えられます（3割負担で月2000円〜3000円、総額は3年で10万円程度）。**ただし、治療期間は3〜5年程度、毎日、薬を飲み続けるため根気が必要となります。**また、スギ花粉が飛んでいない時期（6月〜12月）に治療を始める必要があります。このような制限はありますが、毎年の薬代と花粉症の症状に比べてラクだと感じる方もいるでしょう。

もちろん、効果には個人差があって、症状が改善しない場合もあります。しかし、花粉症の症状で困っている方にとっては、救世主となりうる治療方法です。舌下免疫療法を続けていると、花粉症の症状が完全には治らなくても、飲んでいる薬の量や目薬の回数が減る方もいます。

ただし、薬の供給状況によっては、新規の治療が受けられない場合もあります（実際、2024年がそうでした）。舌下免疫療法の治療のタイミングを逃さないよう、早めに行動されることをおすすめします。

眼科医のつぶやき

花粉症のかゆみを取るために市販のステロイド入り目薬を使う場合は、副作用に注意。ステロイドは眼圧を上げて、緑内障の原因となることがあり、長期間（1〜2週間以上）使う場合は眼科を受診しましょう。

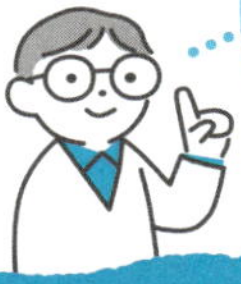

まぶたが下がる

眼瞼下垂

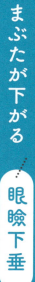

放っておくと危ない眼瞼下垂とは？

「最近まぶたが下がってきました。先生、歳のせいでしょうか？」

外来ではこのような質問を多く受けます。

たしかに、**年齢を重ねると、まぶたの皮膚が下がってきたり（眼瞼皮膚弛緩症《がんけんひふしかんしょう》）、まぶたを上げる筋力や腱《けん》が弱くなったり（眼瞼下垂《がんけんかすい》）することで、まぶたは下がってくることが多い**のです。

しかし、中には年齢のせいではなく、病気が隠れていることがあります。その病気の症状の一つとして、まぶたが下がっているのかもしれません。

脳の病気で、まぶたが下がることがある

目を開けるためには、「動眼神経」という神経の作用が必要です。動眼神経は、

目を動かしたり、ピントを合わせたりする筋肉にも関わっています。

　この動眼神経は外傷や脳動脈瘤などによって障害されることがあります。これを「動眼神経麻痺《どうがんしんけいまひ》」と言います。動眼神経麻痺の症状が出ていたら、僕たち医師は脳に何か病気が隠れていないか確認します。これらの病気は進行すると、命に関わる病気だからです。

　特に、**急にまぶたが下がってきた、目が外を向いている、物が二重に見える、瞳孔（黒目）が大きくなっている場合は速やかに眼科を受診してください。**どれも動眼神経麻痺で起こりうる症状です。

　一つだけしか症状を感じない場合もありますが、複数の症状を同時に感じ始める方もいます。これらの症状が揃えば揃うほど、脳に病気がある可能性が高い印象です。実際に、僕の外来だけでも何人か遭遇しています。

　眼瞼下垂のほとんどは加齢によるものですが、中には命に関わるものがあるということを知っておいてください。

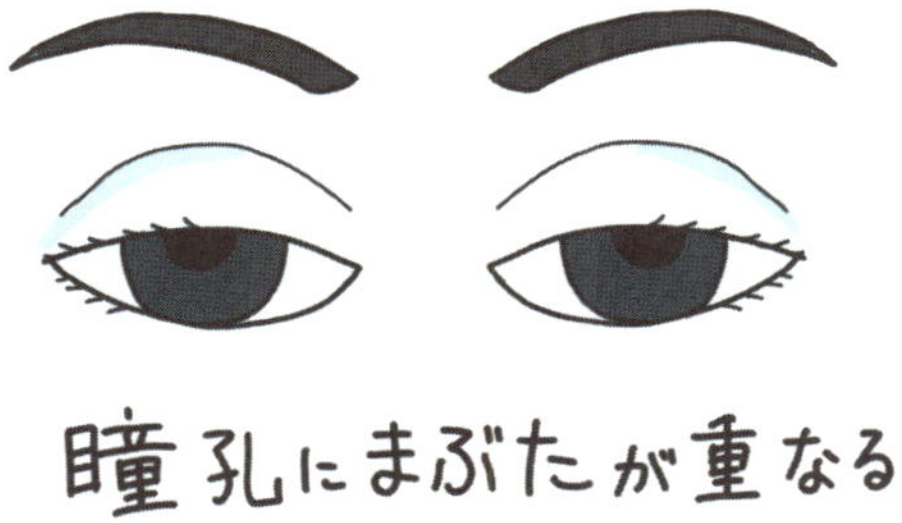

まぶたが重いのはそのコンタクトが原因かも

眼瞼下垂が加齢とともに起こることは前のページで説明した通りです。しかし加齢の他に、コンタクトレンズが原因となって、若い方でもまぶたが下がってくることがあります。

コンタクトレンズが眼瞼下垂を起こす理由はいくつかありますが、**レンズがまぶたに接触することで、まぶたを上げる筋肉やその周りの組織を少しずつ破壊してしまうことが原因と考えられます。**また、レンズの付け外しのときに、引っ張る行為もまぶたに負担がかかります。

これらの影響は、使い始めてすぐにではなく、20~30年使った頃に起こります。このようにコンタクトレンズは、ゆっくりとまぶたに負担をかけているのです。特に、ハードコンタクトレンズは、他の種類のレンズよりもまぶたが下がりやすい（眼瞼下垂）とされています。これはハードレンズのほうが厚くて硬いことが影響しています。

ソフトコンタクトレンズも眼瞼下垂のリスクがある

　また、ソフトレンズでも眼瞼下垂になるという報告があります。ハードレンズに比べて、ソフトレンズのほうが歴史が浅いため、報告例は少ないのですが、**今後さらに研究が進めばソフトレンズも同じように眼瞼下垂のリスクがあるといわれるようになるかもしれません。**

　では、コンタクトレンズをしないほうが良いのでしょうか。

　もちろん、メガネでも見え方に支障がないのであれば、メガネに切り替えたほうがまぶたには優しいです。しかし、中には乱視が強いからハードレンズにしている方もいると思います。そのため、一概にコンタクトレンズをやめるようにとはいえません。

　これからもコンタクトレンズを使う方は、まぶたを強く引っ張ることはしないように気をつけ、正しい使い方を心がけましょう。

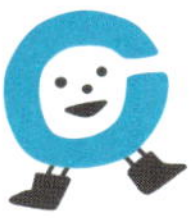

保険適用で目元をスッキリさせる手術が受けられる

まぶたの手術には保険が効かないと思っている方もいると思います。
たしかに、まぶたを二重にするような手術は、美容目的になるため自費での手術になります。

しかし、**眼瞼下垂ではまぶたが下がることで、視界が遮られてしまったり、肩こりや頭痛の原因になったりすることがあります。これらの症状改善を目的とした眼瞼下垂に対する手術は、保険が適用されます。**

あくまで、見え方の改善や、頭痛・肩こりの症状を取るのが目的です。そのため、まぶたがぱっちり二重になる場合もあれば、ならない場合もあります。

まぶたが下がってきた場合は一度眼科医に相談を

もしまぶたが下がってきて手術をしたいと思った際は、眼瞼下垂の手術の適応があるかどうかを確認するのが良いと思います。

眼瞼下垂が病気からきているのか、あるいはそうではないかを含めて、保険が適用されるかの判断は一般の方には難しいと思います。まぶたが下がってきたら、まずは眼科を受診するほうが安心です。

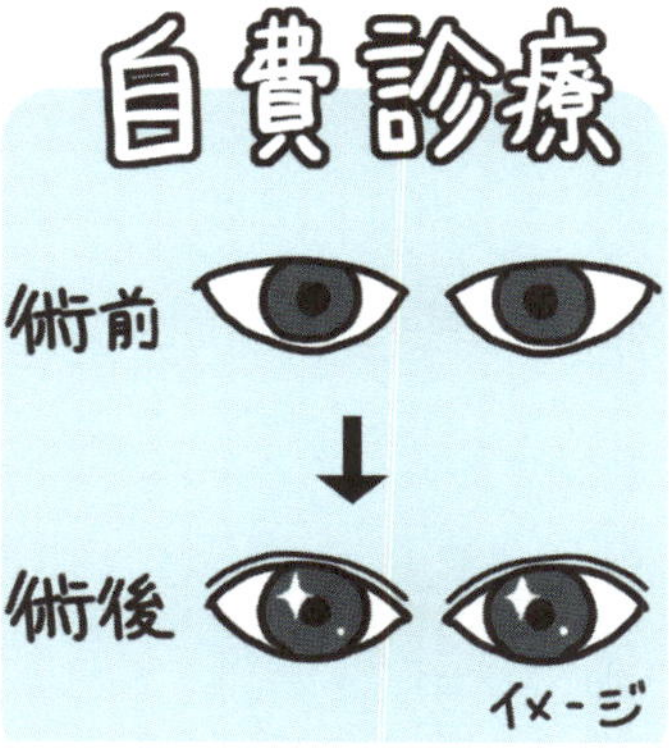

ぱっちり二重にするなど容姿を
良く見せることが目的

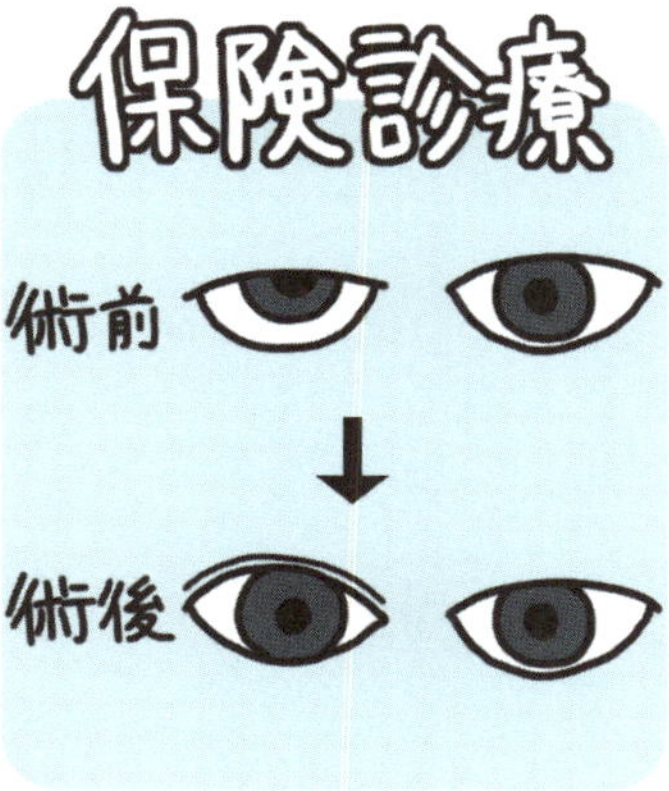

見え方の改善や頭痛・肩こりの
症状を取るのが目的

目元が不潔だとまぶたの腫れを引き起こす

まぶたの手術によって目元がぱっちりして良いと喜ぶ方もいる一方で、手術に抵抗がある方もいます。そんな方には、まぶたをアイシャンプーやベビーシャンプーできれいにすることをおすすめしています。

診察では、まぶたが赤く腫れたり、まつ毛の並びが悪くなったりしている方を診ることがあります。**まぶたが不潔になってそこに炎症が起こってしまうと、目やにがついたり、まつ毛が生える向きが乱れたりしてしまいます。**

そうすると、まぶたは赤く腫れてしまい、まつ毛の並びも悪くなります。また、118ページで説明した通り、まつ毛に生息するダニによって、まぶたの炎症やものもらい（めばちこ）などができやすくなります。

このようにまぶたが不潔だと、さまざまなトラブルが出てきてしまい、腫れによって目元が重くなってしまうことがあります。

アイシャンプーやベビーシャンプーでまぶたの清潔を保つ

とはいえ、水道水で洗うだけでは汚れは落ちないですし、普通の石けんが目に入るとしみてしまいます。そこで、まぶたをきれいにする際におすすめしているのが、アイシャンプーという目専用のシャンプーです。ベビーシャンプーでも似たような効果があることが分かっています。

アイシャンプーあるいはベビーシャンプーを用いて、目の周りをマッサージするように、1日2回まぶたを洗います。症状が良くなってきたら1日1回に減らしていきます。

目の周りを清潔に保つと、まぶたが赤く腫れる頻度は減りますし、まつ毛の並びもきれいになりやすいです。また、ドライアイなどの目の不調が和らぐこともあります。この目の洗い方は、手術などと違ってかんたんなので、今日からでも試していただきたい方法です。

目の中にゴミが見える
飛蚊症

飛蚊症とは？

突然、あるいは気づかないうちに、目の前に蚊やゴミのようなものが飛んで見えた経験はありませんか？　それは「飛蚊症《ひぶんしょう》」です。

目の前に黒いものが飛んでいるように見える症状を飛蚊症と呼ぶのですが、見えるものの種類は人によって異なります。また、色も黒いものから透明なものもあり、個数も1つから多数までさまざまです。

硝子体の変化が進んだ60代前半で起こりやすい

飛蚊症は目の中にある硝子体《しょうしたい》に、何らかの原因で濁りが出ている状態です。もともとの硝子体は生卵の白身のようにドロッとしています。しかし、40歳頃からサラサラとした液体に置き換わっていきます。

硝子体と網膜は軽く接していますが、液体に変化するタイミングで硝子体が網膜から剥がれていきます。これを「後部硝子体剥離《こうぶしょうしたいはくり》」と言い、突然起こる飛蚊症の主な原因とされています。そして、この後部硝子体剥離は年齢による変化のため、60代前半に起こりやすいとされています。ただし、近視が強い場合にはより早く起こることがあります。

このように飛蚊症の多くは加齢によるもので、僕たちは「生理的飛蚊症《せいりてきひぶんしょう》」と呼んでいます。これらは誰もが経験しうる症状です。

飛蚊症はその他の症状がないことも多いため、「たいしたことはない」と放置する方が少なくありません。しかし、中には**網膜剥離《もうまくはくり》や眼底出血《がんていしゅっけつ》といった重大な目の病気の症状として現れることもあります。**次のページからは、そんな見逃してはいけない飛蚊症の特徴について解説します。

飛蚊症の見え方の例

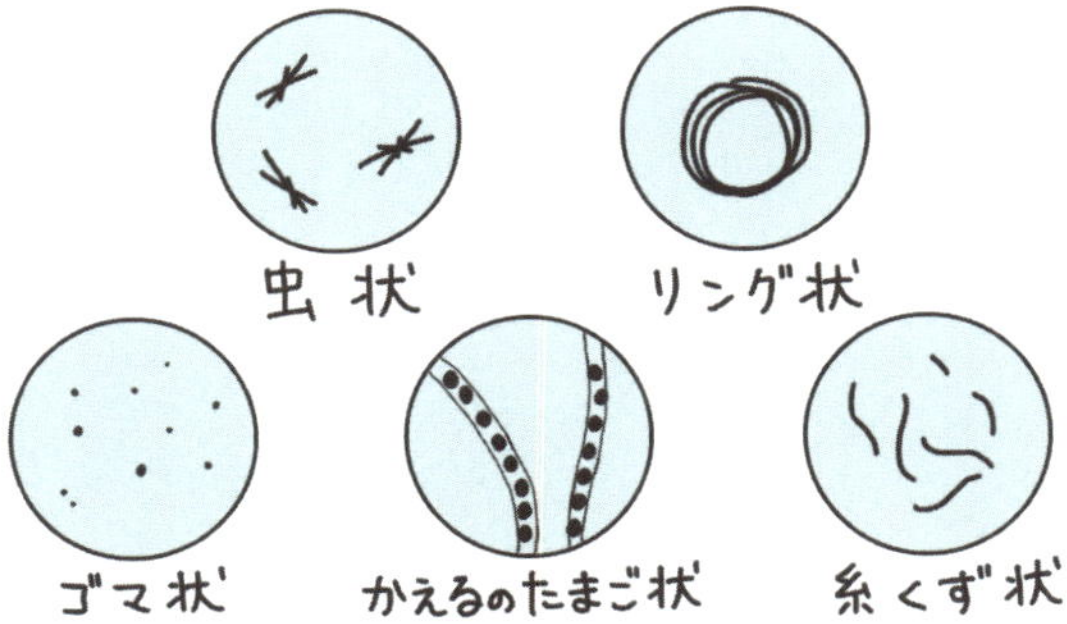

こんな症状は要注意！　眼科に行くべき飛蚊症

飛蚊症の多くは加齢に伴うものですが、中には**網膜剥離や眼底出血など、視力を大きく下げてしまう病気の初期症状のこともあります。**網膜剥離が進行すると、たとえ治療をしたとしても、発症前と比べて見え方に大きな差が出てしまうことがあります。こうした「悪い飛蚊症」を見つけるために、注意すべき症状の特徴を知っておくことが重要です。

特に注意すべき飛蚊症は3つあります。

①新たに飛蚊症の症状が出始めた
②見えるゴミの数が増えた、あるいは見えるゴミ自体が大きくなった
③視界が欠けてきた、視力が下がった

このどれかに当てはまれば、眼科を受診して網膜剥離などの目の病気がないかを確認する必要があります。

生理的飛蚊症は時間経過とともに症状が消えていく

一方、比較的安心できる飛蚊症は、見えるゴミの数や大きさ、形などが変わらない飛蚊症です。見えているゴミは、時間とともに数が減り、大きさは小さくなっていきます。

しかし、自覚症状からは悪い飛蚊症なのかどうかを判断するのは難しく、生理的飛蚊症だと思っていたら網膜剥離だった方も実際に診察した経験があります。**飛蚊症が出たらできるだけ早めに受診し、特に下の表のような病気が疑われる飛蚊症に当てはまるようなら、放置するのは厳禁です。**

病気が疑われる飛蚊症	様子を見ることが多い飛蚊症
新たに飛蚊症の症状が出始めた 見えるゴミの数・大きさが増える 視界が欠ける ↓ 網膜剥離・眼底出血の疑いあり	見えるゴミの数・大きさ・形が変わらない ↓ 生理的飛蚊症

飛蚊症はレーザーで治る？

飛蚊症は症状によって治療方法が異なります。

網膜剝離などの目の病気による飛蚊症は、適切な治療を行えば改善していきますし、生理的飛蚊症は時間とともに消えていきます。

しかし、中には飛蚊症が気になってしまい、日常生活に大きく支障が出る場合があります。最近では自覚症状の強い生理的飛蚊症に対して、ビトレオライシスという治療を行える施設が出てきています。

レーザーで濁りを分解し、吸収を促す

ビトレオライシスという治療では、**飛蚊症の濁りにレーザーを当て、細かく分解したり吸収を促進させたりすることによって飛蚊症の症状を和らげます。**

この治療には昔から使われているＹＡＧレーザーが用いられます。ビトレオライシスは臨床研究も行われており、その有効性は半数程度に見られたそうです。

もし生理的飛蚊症で日常生活に大きく支障が出る、またはストレスを感じてい

る場合には良い選択肢になると思います。

ただし、この**ビトレオライシスは保険適用外の自費診療です。何度か行う必要があるため、費用が高額になるケースもあります。**

また、ビトレオライシスは濁りの箇所や、他の目の病気があると治療できないなどの制限があります。そして、合併症として飛蚊症が悪化する恐れもあるため、その点も理解して治療する必要があります。

このように制限やリスクなどがあり、自費診療であるため、ビトレオライシスが行える施設は限られています。もし受けたいと思った方がいたら、レーザービトレオライシス研究会のＨＰに載っている眼科に相談すると安心です。

冒頭にも述べたように、生理的飛蚊症の多くは自然経過で改善します。眼科を受診し危険な飛蚊症でないと確認できているのなら、まずは経過観察するのが良いでしょう。

眼科医のつぶやき

このビトレオライシス、僕自身は未経験ですが、生理的飛蚊症の方が受けて症状が改善したそうです。医療費控除の対象になるものの、費用は10万円だったそう。本当に困っているならば選択肢としてはありだと思います。

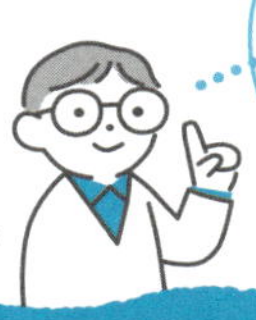

見えにくい……白内障

白内障とは？

白内障は、目の中にある水晶体が濁ってしまう病気です。主な原因は加齢ですが、アトピー性皮膚炎や糖尿病、ステロイドの服用、外傷、紫外線などによっても起こります。

白内障になると、個人差はありますが次のような症状が出てきます。

・光をまぶしく感じる
・視界がぼやける、かすむ
・物が見えにくい
・物が二重、三重に見える
・白い壁が黄ばんで見える
・暗い場所で物が見えにくい

ただし、白内障の多くは進行がゆっくりであるため、なかなか自覚症状が出にくい病気です。「運転免許の更新ができなかった」「メガネ店で検査をしたら、眼科に行くようにすすめられた」という理由で眼科を受診して初めて、白内障が見つかる方も少なくありません。

目薬をしても進行すれば手術になる

眼科を受診した際に、もし**白内障があれば、進行を抑える目的で目薬による治療を行います。しかし、目薬を使っていても、残念ながら白内障は進行してしまいます。**また、濁った水晶体を目薬で元に戻せるわけではないので、状態に応じて手術をすることになります。

手術では、濁ってしまった水晶体を取り除き、代わりに人工の眼内レンズを入れます。この眼内レンズは開発が盛んで、さまざまな種類のものが出ています。目の状態によってより適切な眼内レンズを選択するのが良いでしょう。

それでは次のページからは白内障についてもう少し深掘りして解説していきます。

白内障は80歳以上の100％がなる病気

実は、80歳以上の方は全員が白内障です。日本眼科学会のHPでも、「80代では100％の方が白内障を発症しています」と記載されています。

最初にこのことを聞いたときは、100％という数字に驚きましたが、たしかに**診察でも「80歳以上で白内障がない方」に出会ったことがありません。**

もちろん、80歳より若くても白内障にはなります。50代で約40％、60代で約70％、70代で90％が白内障になるといわれています。また、加齢以外の原因が重なると、20代や30代でも白内障になることはあります。

白内障があることは、実は大きな問題ではない

このように白内障の方は一般的に思われているよりも多いのですが、これはあくまで白内障がある方の割合です。**「白内障がある」と診断されることと、「白内障の治療が必要」な方は似ているようで違います。**

普段の生活には支障がないのに、白内障と診断されることがあると思います。実際、僕の外来でも白内障と診断すると、驚く患者さんも少なくありません。

ただ、それで落胆しないでほしいと思います。そもそも、50代では約40％の方が白内障になっているからです。

このように、白内障はよくある病気で、白内障があること自体はそこまで大きな問題ではないと、皆さんには理解していただきたいのです。

しかし、中には20代や30代の若さで白内障になってしまう方がいます。次の項目では、若くして白内障になってしまう若年性白内障について解説します。

年代別に見る白内障の発症割合

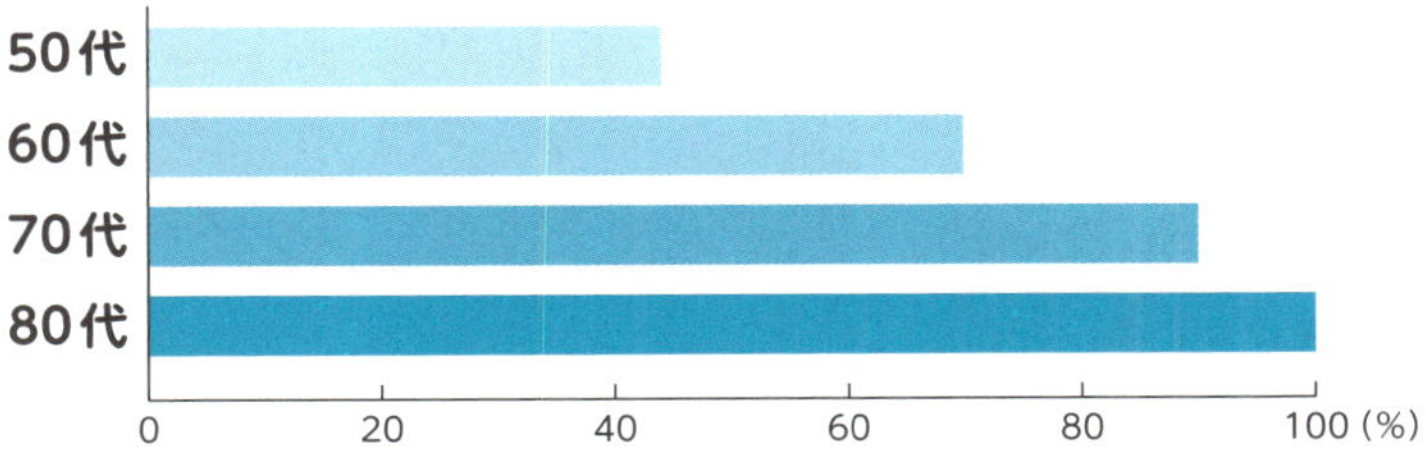

白内障の発症割合は年齢とともに上がっていく

若くして白内障になる「若年性白内障」

白内障は高齢者の病気と思っている方もいます。先にご説明したように白内障の過半数は加齢とともに発症しますが、**20代、30代でも白内障になってしまう「若年性白内障《じゃくねんせいはくないしょう》」になる方もいます。**中にはお子さんや、10代で白内障を発症してしまうこともあるのです。

このように白内障は年齢を問わず発症します。

生まれつき、または子どもの時期に発症するものを、それぞれ先天白内障《せんてんはくないしょう》、小児白内障《しょうにはくないしょう》と呼んでいます。特に、先天白内障は、正常な視力の発達の妨げになりやすいため、早期に手術を行う必要があります。

こんな病歴のある方は注意！

加齢以外の白内障の原因

一方、成人した後も、加齢以外のさまざまな原因で白内障になることがあります。特に、**糖尿病やアトピー性皮膚炎、ステロイド薬の長期使用、目のケガ**

などの外傷、放射線などは、若年性白内障を引き起こす原因として知られています。このような既往歴があれば、見え方に十分注意する必要があります。

これら若年性白内障の症状は、加齢による加齢性白内障と同様で、見えにくさやまぶしさなどを感じます。ただ、その症状は急に進行してくることもあります。そして、加齢性白内障と同じく、進行してしまった白内障は元には戻らないので、治療のためには手術が必要になります。

ただし、若年性白内障はさまざまな理由によって、加齢性白内障よりも手術が難しくなる場合があります。そして、その状態を放っておくと、ますます手術の難易度が上がることがあるため、見えにくいなど症状があれば眼科を受診しておくと安心です。

とはいえ、若い方はまさか自分が白内障になるなんて思ってもみないでしょう。そこで、皆さんの白内障はどれくらい進行しているのでしょうか。次の章ではかんたんに出来るセルフチェックをご紹介します。

眼科医のつぶやき

ステロイドは白内障の原因になります。特にステロイド薬を飲み薬や点滴で使った経験がある場合、白内障が進行する恐れがあります。使用歴があれば、眼科受診の際に使用量や期間を伝えると治療の参考になります。

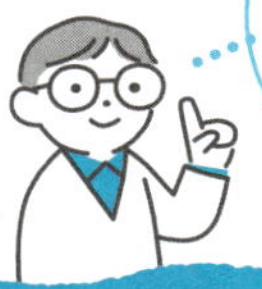

白内障のかんたんセルフチェック

白内障は進行がゆっくりで、自覚症状が出にくい目の病気です。そのため、定期的に確認することが早期発見に役立ちます。自分では正確な視力検査をするのが難しいので、もう少しかんたんな方法を紹介します。

左ページの画像を、以下の手順にしたがって、片目で見てみましょう。

①目から30センチ離してください（メガネやコンタクトレンズはしたまま）。
②手で片目を隠し、もう一方の目で画像の文字を1字ずつ見ていきます。
③隠す目を変えて、もう一方の目でもチェックします。

画像の文字列が「GOOD」と読めなければ、白内障など目の病気により、コントラスト感度が下がっている恐れがあります。文字のコントラストが分からなくなり、薄い文字が見えにくくなることも、白内障の症状の一つです。見えにくさがある場合、特に左右で見え方に大きな差がある場合は、早めに眼科に相談すると安心です。

自分でできる白内障かんたんチェック

① 目と下の図を30センチ離します（メガネやコンタクトレンズは装着する）。
② 手で片目を隠し、もう一方の目で画像の文字を１字ずつ見ていきます。
③ 隠す目を変えて、もう一方の目でもチェックします。

G O O

薄い文字が見えにくい場合や左右で見え方に差がある場合は眼科医に相談しましょう。

白内障の手術に踏み切るタイミングとは

「いつ白内障手術を受けたほうが良いのですか？」という、手術のタイミングに関する質問を、患者さんからされることがよくあります。

白内障が進んで視力が下がると運転免許の更新ができなかったり、日常生活の楽しみも制限されたりすることがあります。また、第1章でも述べたように、転倒や認知症のリスクも上がる心配があります。

ただ、白内障は命に関わる病気ではないので、「なるべく手術をしたくない」と考える方もいるでしょう。「白内障手術はいつするべきなの？」と医師に相談するのは当然だと思います。

僕が手術をすすめる3つの条件

僕が実際に外来で提案しているのが「手術に踏み切るタイミングの3つの目安」です。このどれかに当てはまれば、手術が望ましいと伝えています。

①ここ2〜3回の矯正視力が0・7を下回る
②自覚症状が強く、日常生活に支障が出ている
③眼科医が手術をしたほうが良いと考える状態がある

①は運転免許の更新に絡む視力です。ただし、視力はドライアイなど治療可能な病気によっても変化があるので、1回の検査では判断せず2〜3回の視力の変化を参考にするように提案しています。

②は視力が良くても、対向車の光がまぶしくて車の運転が危ないなど、日常生活に支障が出ている場合には、手術をしても良いのではと提案しています。

③は狭隅角《きょうぐうかく》や年齢などを考慮して、早めに手術をしておいたほうが良い方には、①と②が当てはまらなくても、手術の提案をしています。

この3つは今までいろいろな眼科医の話を聞いてきて、自分なりにまとめた基準です。手術を実際に行う多くの方はこのどれかに当てはまると思います。

さて、白内障手術のタイミングについて、分かっていただけたと思います。続いて手術で挿入する眼内レンズについてお伝えしていきます。

眼科医のつぶやき

狭隅角は、虹彩《こうさい》と角膜の角度が狭くなって、房水《ぼうすい》という目の中の水が流れにくくなった状態。詰まると眼圧上昇から急性緑内障発作（164ページ）を起こす恐れもあるため、レーザー治療や白内障手術で予防します。

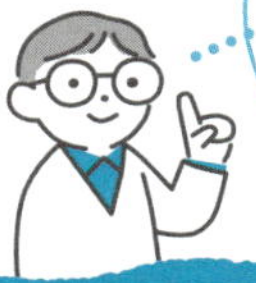

白内障で選ぶレンズは大きく分けて3種類ある

白内障の手術では、濁った水晶体の代わりに人工の眼内レンズを挿入します。

この眼内レンズは、単焦点レンズ（保険適用）、多焦点眼内レンズ（国内で承認されたもの、レンズ代のみ保険適用外）、多焦点眼内レンズ（国内未承認のもの、レンズ・手術代ともに保険適用外）があります。

高いレンズが必ずしも良いとは言えない理由

単焦点眼内レンズは1つの距離にピントが合う眼内レンズです。ピントが合う距離は裸眼で見えますが、それ以外の距離はメガネでピント調節をします。

一方、価格が上がる**多焦点眼内レンズは複数の距離にピントが合う眼内レンズです。**メガネを使いたくない方に向いていて、実際に手術後に68・4％の患者さんが「眼鏡が不要、もしくはほとんど不要となった」と報告されています。

ただし、多焦点眼内レンズには欠点もあります。**複数の箇所に光を振り分け**

るため、見え方のシャープさが単焦点レンズより劣ります。非常に細かいものを見る作業をする職業や趣味がある方には向きません。

また、暗い場所で対向車のライトを見ると光の輪やまぶしさを感じることがあり、夜間に車を運転する場合には注意が必要です。また緑内障や網膜の病気があると、多焦点眼内レンズは良い適応とはなりません。

これらの特徴を理解せずに手術し、後から単焦点眼内レンズに入れ換えるという方もいますが、その手術はかんたんではないので、慎重に選びましょう。目の状態や生活で何を重視するのか、主治医に相談すると眼内レンズ選びに失敗しにくくなると思います。

単焦点眼内レンズ	多焦点眼内レンズ
1つの距離にピントが合う。それよりも遠くや近くはメガネでピントを調節。	2つ以上の距離にピントが合う。メガネは不要になることが多い。
細かいものを見ることが多い方、パソコン作業など、一定の距離で見る仕事が多い方向き。	術後にメガネを使いたくない方、メガネをかけたり外したりしたくない方向き。
保険適用のためコストは抑えられる。	国内承認済みのものはレンズ代。国内未承認のものはレンズ代と手術代が保険適用外。

線がゆがんで見える……加齢黄斑変性症

加齢黄斑変性症とは？

加齢黄斑変性症《かれいおうはんへんせいしょう》は、網膜の中心部分である「黄斑《おうはん》」に障害が生じ、視力が低下する進行性の病気です。日本では最近になって知られるようになってきた印象ですが、欧米では成人の失明原因の第1位になっています。

日本では比較的少ないとされていましたが、人口の高齢化と生活の欧米化によって患者数は増えてきています。

現在、日本での成人の失明原因の第4位となっています。50歳以上の方の約1％にみられ、高齢になるほどその患者数は多くなっていきます。

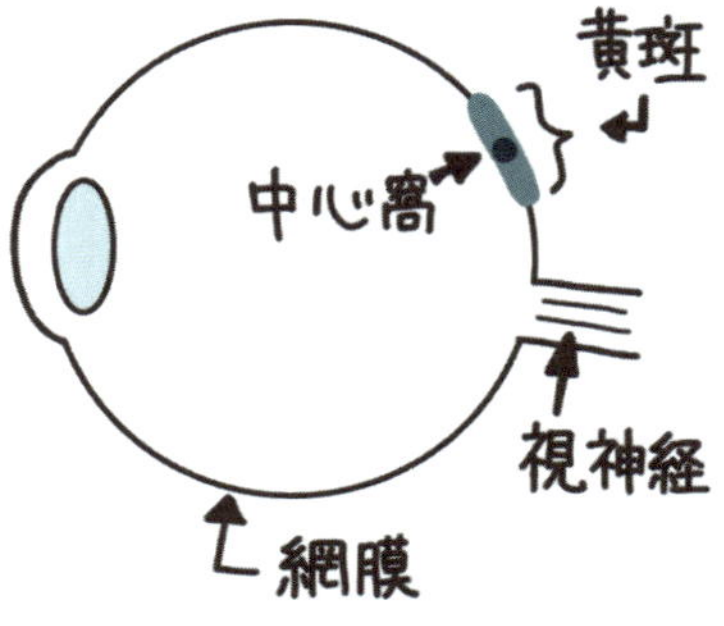

光の情報を脳に伝える重要部分「黄斑」に障害が起こる

加齢黄斑変性症は、目の構造を知っておくと理解しやすくなります。
目の奥には、網膜という昔のカメラのフィルムに相当する部分があります。ここに外からの光が当たるとその光が電気信号に変換されて脳に伝わり「見える」ようになります。**「黄斑」は網膜の中心にある、信号を出すために最も重要な部分で、ここが障害されるのが加齢黄斑変性症**です。症状としては視界の中心部分が暗くなる「中心暗点《ちゅうしんあんてん》」、直線が曲がって見える「歪視症《わいししょう》」、色が変わって見える「色覚異常《しきかくいじょう》」などがあり、進行すると視力を大きく下げてしまいます。

加齢黄斑変性症の治療として、抗ＶＥＧＦ（vascular endothelial growth factor：ＶＥＧＦ）薬を眼球に注射する「硝子体内注射《しょうしたいないちゅうしゃ》」やレーザーを用いた治療が行われます。これらが普及して、手術はほとんど行われなくなりました。

しかし、この注射は高額で、副作用もゼロではないため、なるべく発症するリスクを下げたいものです。

そこで、加齢黄斑変性症のリスクを上げる危険因子について、次で解説します。

タバコが最大の危険因子

加齢黄斑変性症は名前の通り、加齢とともにその患者数は増えるのですが、避けられる最大の危険因子があります。それがタバコです。

タバコは、がんなどさまざまな病気の原因になることが知られています。目の病気も例外ではなく、加齢黄斑変性症や白内障などに影響するとされています。

実際にタバコを吸っていると、どれくらい加齢黄斑変性症のリスクが高まるのでしょうか。

現在喫煙している人は、一度も喫煙していない人に比べて加齢黄斑変性症のリスクは2〜3倍高いとされています。また、過去に喫煙していた方もそのリスクは高くなるとされています。日本人を対象にしたいくつかの研究でも、喫煙と加齢黄斑変性症の関連が指摘されています。

喫煙をやめることで加齢黄斑変性症が改善した患者さんも

僕の外来でも、今までいろいろな治療をしても加齢黄斑変性症が治らなかった患者さんが、禁煙し始めた後、１か月ほどで状態が大きく改善していたこともありました。

このように喫煙が加齢黄斑変性症の発症や進行に関連していることがわかっています。タバコをやめるのが難しいと感じている方もいると思いますが、禁煙外来などをうまく利用して、少しでも加齢黄斑変性症の改善、あるいは予防につながればと思います。

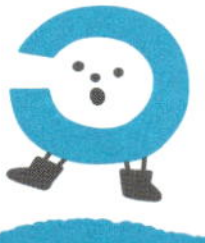

加齢黄斑変性症のかんたんセルフチェック

先ほど説明した白内障は、手術で水晶体を人工レンズに入れ替えることで治療できます。しかし、現時点の医療では網膜を取り替えることはできません。加齢黄斑変性症が深刻な病気である理由は、障害を受けた部分の網膜を再生できないからです。

ただ、**加齢黄斑変性症を早期発見できれば、進行をある程度食い止められて、視力を維持できます。**

とはいえ、初期の段階は自覚症状が出にくいこともあります。

そこで、かんたんにできるセルフチェックを用意しました。簡易的な検査ですが、実際に僕のXのフォロワーさんには、僕がポストしたこのチェックで加齢黄斑変性症やその他の目の病気の早期発見、治療につながった方もいます。

早速やってみましょう！

自分でできる加齢黄斑変性症 かんたんセルフチェック

① 目と下の図を30センチ離します（メガネやコンタクトレンズは装着する）。
② 手で片目を隠し、もう一方の目で表の中央の黒い点を見つめてください。
③ 隠す目を変えて、もう一方の目でもチェックします。

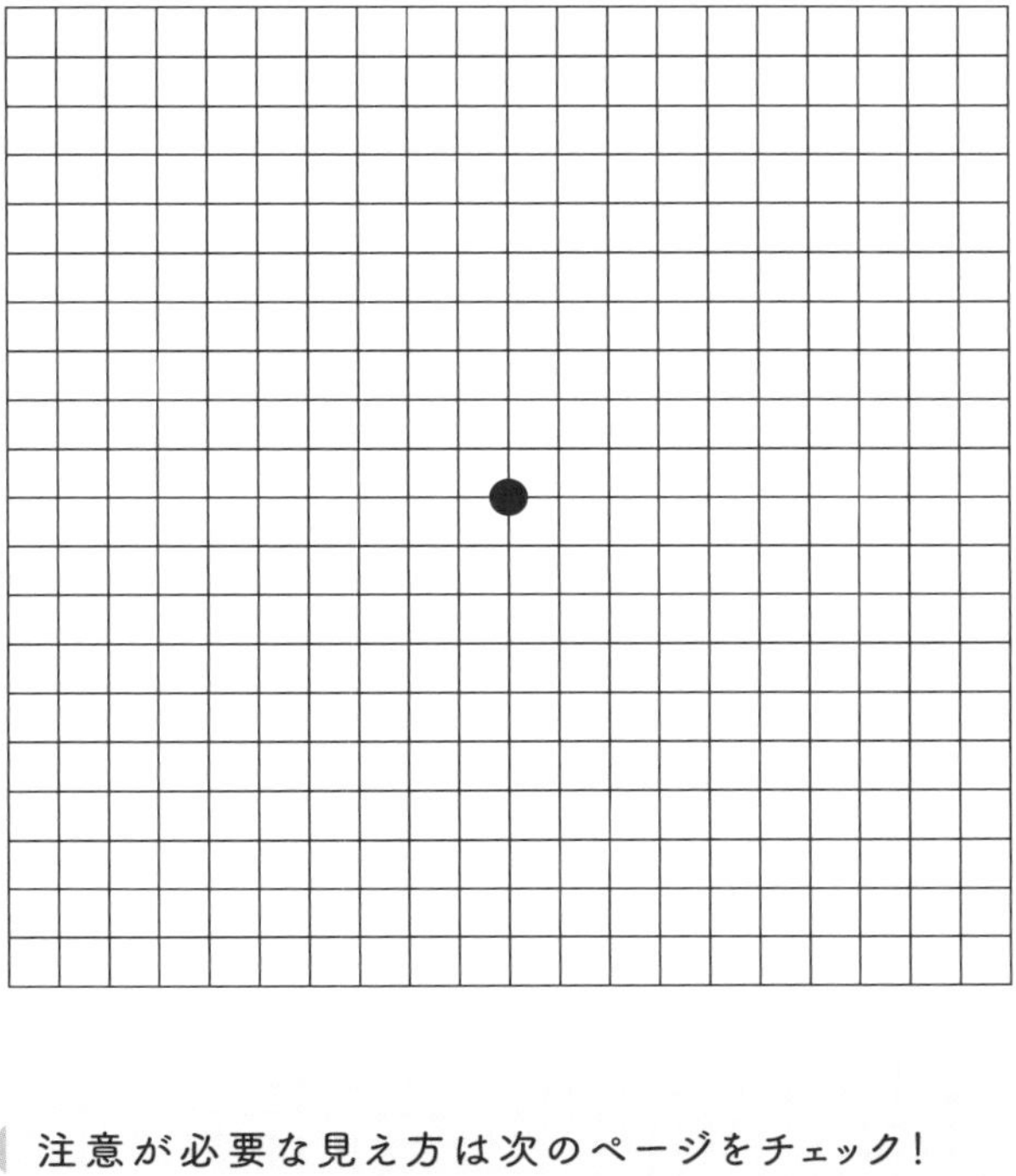

注意が必要な見え方は次のページをチェック！

157ページのセルフチェックでこんな症状はありませんでしたか?

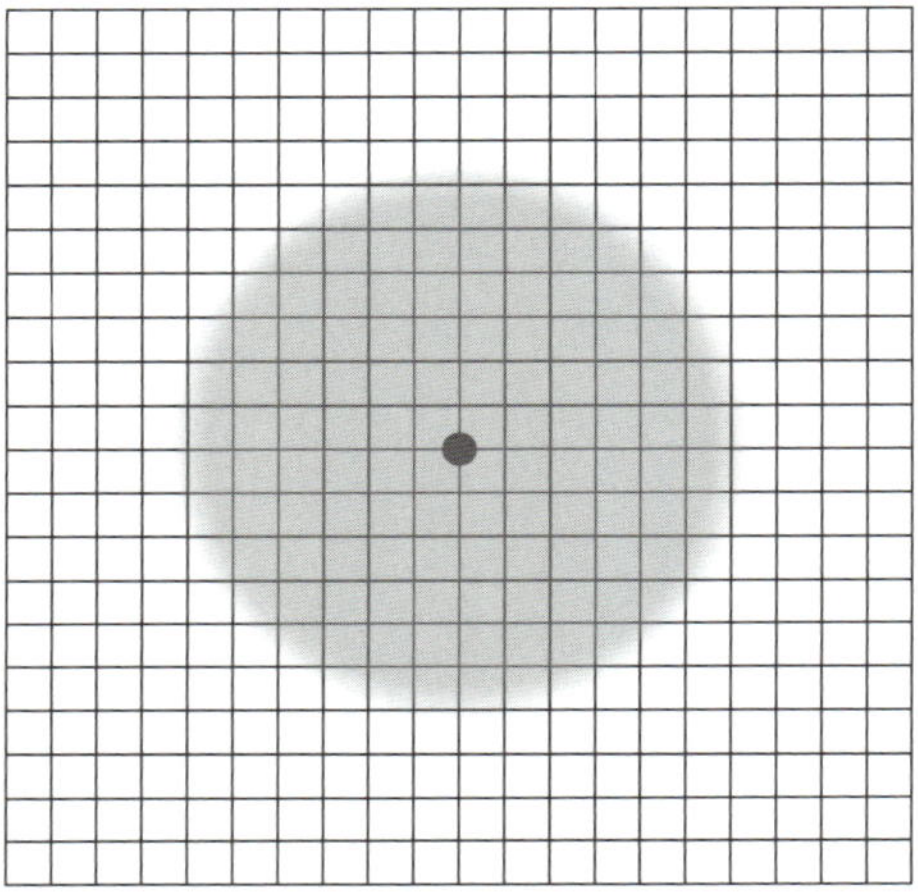

見たい部分が不鮮明に見える

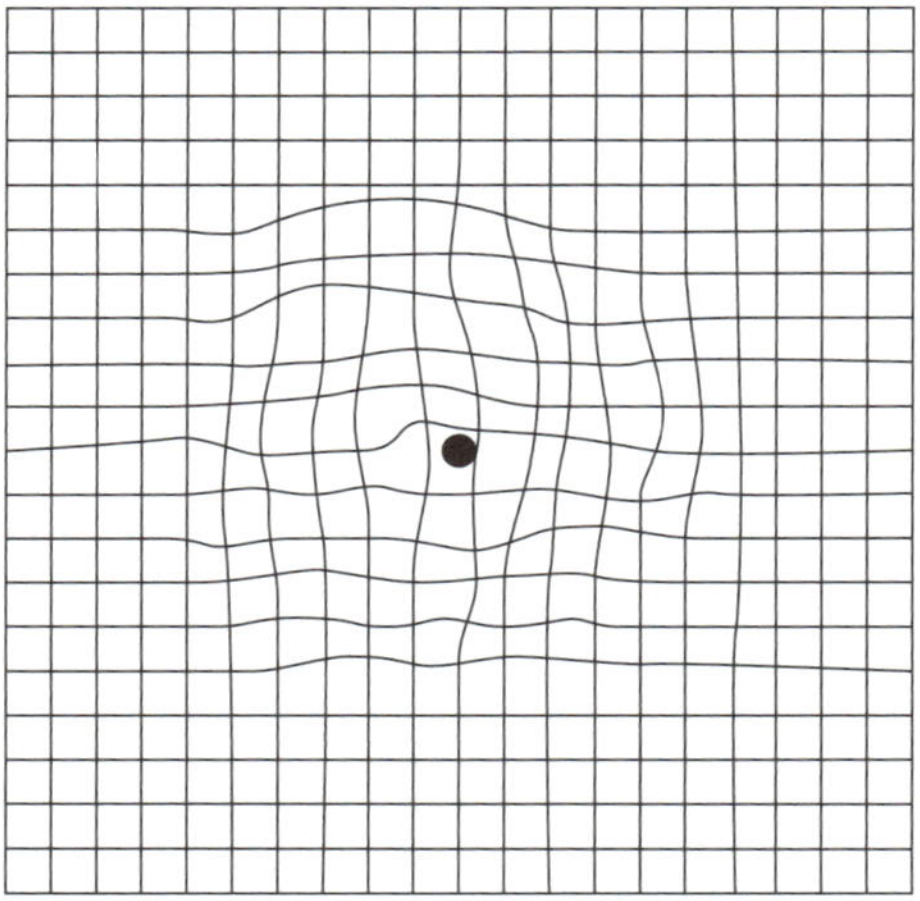

中心がゆがんで見える

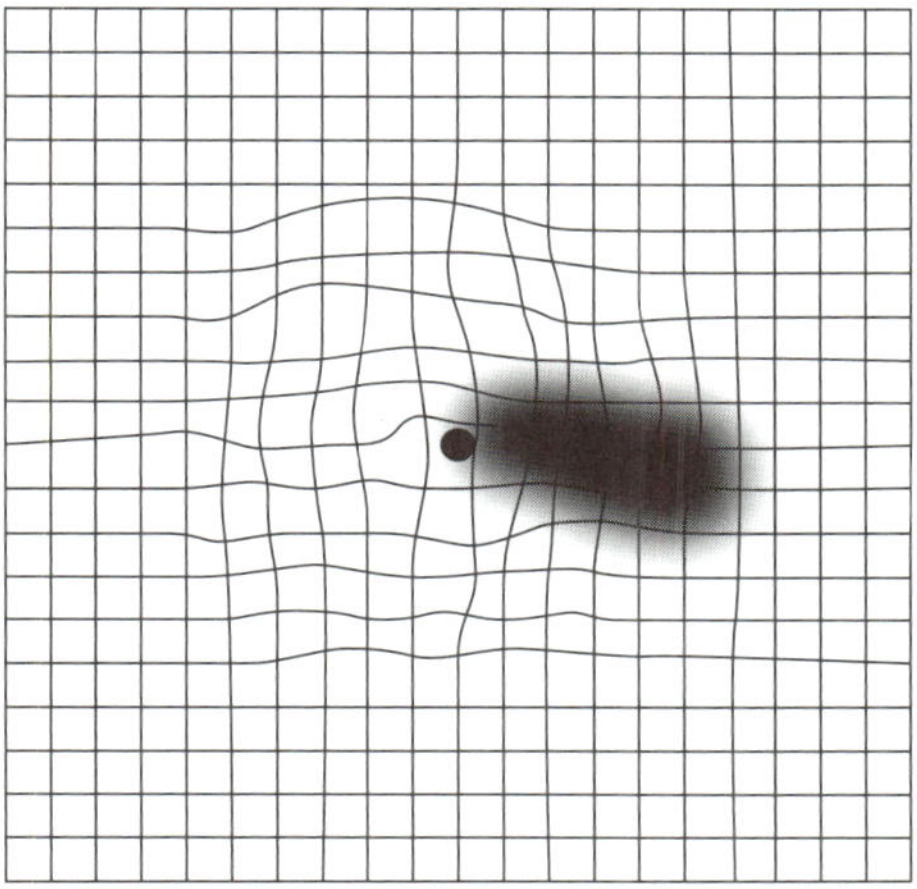

見たい部分が欠けて見える

もし異常があれば加齢黄斑変性症やその他の目の病気の恐れがあります。眼科を受診するようにしましょう。

異常がなくても1か月に1回、このセルフチェックをしておくと、加齢黄斑変性症など目の病気の早期発見につながります。

サプリメントを飲んだほうが良いのはどんなとき?

加齢黄斑変性症は予防的に行える治療がないうえ、治療は高額なため、できるだけ治療する回数を少なくするのが理想です。

そこで役立つのがサプリメントです。**サプリメントの服用は、加齢黄斑変性症への移行を予防する方法として、ガイドラインでも推奨されています。**特に初期の加齢黄斑変性症の変化（前駆病変）が見られる場合に有効です。

サプリメントが有効性を示したのは、2006年から開始されたAREDS2（Age-Related Eye Disease Study）という研究です。

この研究結果から、**ルテインやゼアキサンチン、ビタミンC、ビタミンE、亜鉛などを含むサプリメントは、前駆病変から加齢黄斑変性症への進行予防効果**があるとされました。

ただし、サプリメントに関するこれらの研究は海外におけるもので、日本人で十分に検証されているわけではないことに注意が必要です。とはいえ、日本人の小規模な研究でも、サプリメントを飲んでいたほうが進行のリスクは低いとされているので、現状、飲まないよりは飲んだほうが良いと思います。

ビタミン・亜鉛の過剰摂取には要注意

ビタミンや亜鉛の過剰摂取には副作用もあるので、サプリメントをいくつも飲む際には注意しないといけません。

何種類もサプリメントを飲んでいる方は、その成分が重複していないかを確認するようにしましょう。

加齢黄斑変性症の予防効果が確認されたサプリメントの成分

成分	1日摂取量
ビタミンC	500mg
ビタミンE	400IU
ルテイン／ゼアキサンチン	10mg／2mg
酸化亜鉛	80mg
酸化銅	2mg

眼科医のつぶやき

ビタミンCは野菜や果物、サツマイモに。ビタミンEや亜鉛、銅は牡蠣やナッツなどに多く含まれます。ルテイン・ゼアキサンチンについては58ページを参照してください。

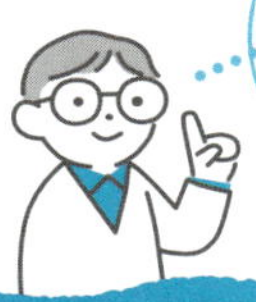

視野が欠ける

緑内障

緑内障とは？

緑内障と聞くと、「視野が欠ける」「失明してしまう」病気というイメージを持っている方も多いでしょう。

緑内障は成人が失明する原因の病気として1位になっています。その理由の一つに、緑内障の患者数が多いことが挙げられます。**実際、40歳以上で5%、60歳以上では10%以上が緑内障を発症している**とされています。

緑内障は、視神経が障害されて視野が狭くなり、最終的に視力が落ちてしまう病気です。

視力や視野を維持するためには、早期発見と早期治療が重要ですが、少しずつ視野が欠けてくるため、最初は自覚症状が出にくいのです。症状が進行すると大きく視野が欠け、視力も悪くなり失明してしまう方もいます。

特に、強い近視がある方、高齢の方、血のつながった人に緑内障の患者さんがいる方は、緑内障のリスクが高くなるとされています。

残念ながら、**現時点の医療では、緑内障を治すことはできません。**そこで、眼圧を下げることが重要となり、目薬や手術を組み合わせた治療を行います。

緑内障の視野イメージ像（実際にはグレーに見えるわけではありません）

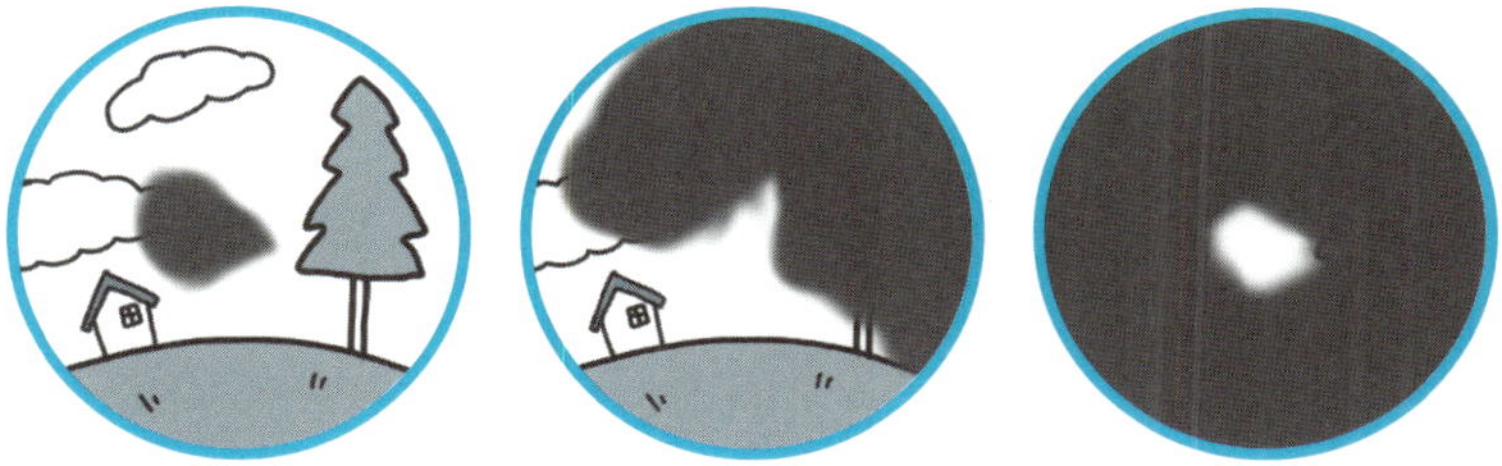

初期

眼の中心をやや外れたところに暗点（見えない点）ができます。自分自身で異常に気づくことはほとんどありません。

中期

暗点が拡大し、視野の欠損（見えない範囲）が広がり始めます。しかし、この段階でももう片方の目によって補われるため、異常に気づかないことが多いようです。

末期

視野（見える範囲）はさらに狭くなり、視力も悪くなって、日常生活に支障をきたすようになります。さらに放置すると、失明に至ります。

失明の原因にもなりうる急性緑内障発作にならないために

「急性緑内障発作《きゅうせいりょくないしょうほっさ》」という目の病気を聞いたことがありますか？

緑内障という名前がついていますが、**急性緑内障発作と緑内障は別の病気です。しかし、緑内障と同じく失明につながる恐れがあります。**

急性緑内障発作は目の中を循環する水（房水《ぼうすい》）の出口（隅角《ぐうかく》）が狭い方に起こりやすいとされています。この隅角が狭くなる状態を「狭隅角《きょうぐうかく》」と言います。狭隅角はもともと眼球が小さい方や、若い頃から目が良い遠視の方に多いようです。隅角は加齢とともに狭くなりますが、狭隅角だけでは、自覚症状は何も現れません。眼科を受診して偶然に発見されることが多いとされています。

房水が詰まって眼圧が急上昇し、視野が欠ける

通常、房水は隅角から目の外へと出ていきます。白内障などで隅角がふさが

ると、この房水が目の中にたまり、眼圧が急激に上がってしまいます。これが急性緑内障発作の状態です。眼圧は正常の3〜4倍程度になり、目についている視神経を圧迫します。**眼圧が急激に上昇することで、目の痛みや充血、頭痛、見えにくさ、吐き気などの症状が突然現れます。**

眼圧が高い状態を放っておくと短時間で視力が下がり、視野が欠けてしまい、最終的には失明につながる恐ろしい病気です。

この急性緑内障発作を防ぐため、狭隅角と診断された方は（年齢や白内障の有無にもよりますが）レーザーを用いた治療や白内障手術などを行うことが推奨されます。

また、狭隅角になると、薬の制限が出てくることもあります。

次の章では、狭隅角が関係する薬の制限の話をしたいと思います。

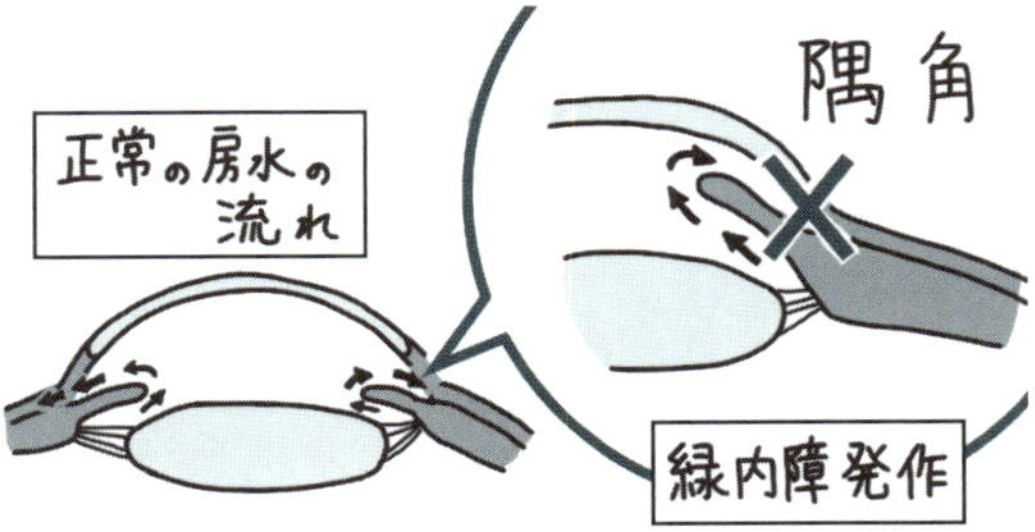

かぜ薬や花粉症の薬が緑内障のリスクを高めることも

薬の説明に「緑内障があると使えない」という注意事項が書いてあるのを見たり、薬局窓口で「緑内障の治療を受けていませんか？」と聞かれたりしたことがある方もいるでしょう。

これはある一部の薬が、急性緑内障発作（164ページ）を引き起こす恐れがあるためです。その薬には、かぜ薬や花粉症に用いる抗ヒスタミン薬、睡眠薬など抗コリン作用があるものが当てはまります。

これらは、**瞳孔を広げる「散瞳効果《さんどうこうか》」があり、狭隅角がある患者さんに使ってしまうと、隅角が詰まって急性緑内障発作を誘発する場合があります。**

狭隅角のある方が薬を飲むと急性緑内障発作のリスクを高める

特に発作を起こしやすい状態の狭隅角を持つ緑内障（原発閉塞隅角緑内障《げんぱつへいそくぐうかくりょくないしょう》）の有病率は0・6％と多くはありません。しかし緑内障を発症していなくても、狭隅角があると散瞳によって急性緑内障発作のリスクが高まります。

抗コリン作用のある薬剤を飲んで急性緑内障発作になった患者さんに、僕は遭遇したことはありませんが、抗コリン作用のある薬をいくつか飲み合わせるときには注意が必要です。

自分がどのタイプの緑内障か、狭隅角ではないかをお薬手帳に記載しておくと、抗コリン作用のある薬剤を安心して使うことができます。

しかし、自分の目が狭隅角かどうか、原発閉塞隅角緑内障なのかは症状からはわかりません。そこで、検診が重要になってきます。次の章で、緑内障の検診の大切さについて、その理由も併せて解説します。

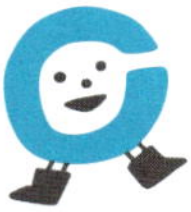

緑内障は検診が大事！　その理由は？

40歳を超えたら眼底検診を受けるように、と言われた方もいると思います。この40歳という数字は緑内障にとって非常に大事な数字です。

40歳以上の5％、つまり、20人に1人は緑内障があるのです。緑内障は決して珍しい病気ではありません。

また、初期の緑内障は自覚症状が少ないとされています。実際、僕の外来にも、視野の異常に気づいてようやく受診される方が多いですし、人間ドックなどで「緑内障の疑い」とされたのに、自覚症状がないからと放っておいてしまう方もいます。

放置した結果、中程度や末期の緑内障にまで進行してしまった患者さんを目の当たりにすると、緑内障を早期に発見できていれば、進行せずに食い止めることができたかもしれないと思わずにはいられません。

眼底検査でさまざまな目の病気の早期発見が可能

緑内障の早期発見には、視力検査や眼圧検査、眼底検査が重要です。眼底検査では、視神経の状態やそこから出る神経の状態から、緑内障の有無を予想できます。いずれもかんたんに終わる検査です。これらの結果をもとに、視野検査など詳しい検査に進むことになります。

眼底検査では、緑内障だけでなく、加齢黄斑変性症や糖尿病網膜症など、さまざまな目の病気を早期発見できることがあります。

緑内障に限らず、目の病気は早期発見と早期治療が非常に重要です。特に緑内障は、一度欠けてしまった視野は元には戻りません。40歳以上の方はもちろん、近視が強い方、血のつながった人に緑内障の患者さんがいる方など、緑内障のリスクが高いとされる方は、1年に1回の眼科検診を受けることをおすすめします。

睡眠時無呼吸症候群が緑内障を引き起こす？

近視が強い方、血のつながった人に緑内障の患者さんがいる方は、緑内障のリスクが高まります。

このほかに、ガイドラインに記載されている**緑内障の危険因子で意外と知られていないのが「睡眠時無呼吸症候群（SAS）」という病気です。**緑内障との関連は分かっていない点も多いのですが、低酸素状態が関係していると考えられています。

そんなSASですが、これも自覚症状がない方がいます。そこで、SASを見つけるためのセルフチェックを左ページに掲載しました。かんたんなチェックですので、疑いがないかを確認してみてください。

このチェックを行って、疑わしい場合は、SASの治療が行える医療機関を受診するようにしましょう。緑内障がある方は、今後の症状の進行を遅らせることができるかもしれませんし、緑内障がない方も予防につながります。

SASセルフチェック

睡眠時無呼吸症候群（SAS）の特徴に、日中に強い眠気を感じたり、居眠りをしてしまうことが挙げられます。あなたの健康状態から、SASの可能性をチェックしてみましょう。

以下の7つの質問にすべて答え、当てはまる項目の点数を合計してください。

☑	質問	点数
□	しょっちゅう（常習的に）いびきをかく	1.5
□	肥満傾向がある	1.5
□	高血圧がある（高血圧の薬を飲んでいる）	1.5
□	昼間の眠気・居眠りで困ることがある（仕事中、会議中、運転中など）	1.5
□	寝付きは悪くないが、夜間の眠りが浅い。またはしばしば目が覚める（トイレで目が覚める場合も含む）	1.0
□	いくら寝ても朝疲れがとれていない感じがする。もしくは、朝しばしば頭痛がある	1.0
□	お酒を飲んでいない日でも、夜間寝ているときに息が止まる日がある	3.0

東京医科大学睡眠学講座／公益財団法人神経研究所／医療法人絹和会理事長 井上雄一監修セルフチェック より引用

合計3.0点以上の方は、SASの可能性が高いです。SAS診療が可能な医療機関を受診することをおすすめします。

緑内障の原因になる？ステロイドの間違った使い方

ステロイドは非常に頼りになる薬なのですが、ときに副作用が出てしまうのが厄介です。

ステロイドには、抗アレルギー作用と抗炎症作用があるため、花粉症やぶどう膜炎などの目の病気に対してだけでなく、白内障の手術後などさまざまな場面で使われます。

ステロイドの副作用には白内障や目の感染症などもありますが、**特にステロイドによる緑内障は短い期間でも進行してしまい、元に戻す治療がないため注意が必要です。**

3人に1人はステロイドレスポンダー

ステロイドを使用すると、眼圧が上がってしまう方がいます。これを「ステロイドレスポンダー」と言い、成人の約3分の1、子どもの場合はさらに頻度が高いとされています。また、このステロイドレスポンダーは目薬だけでなく、飲み薬やぬり薬（特に目の周り）などでも起こることがあります。

眼圧の上昇が一時的であれば問題ありませんが、そのまま放っておくとステロイド緑内障になることがあり、緑内障と同じく視野が欠けてきます。

このような理由から、ステロイドを使用する際は眼科受診を推奨されます。ステロイドを使っているのにもかかわらず、忙しかったり、自覚症状がなかったりなど、さまざま理由で眼科を受診していないと、眼圧が上がっていることに気がつかず、ステロイド緑内障になってしまうことがあります。

目薬はもちろん、飲み薬やぬり薬としてステロイドを1～2週間以上使う場合は、必ず眼科を受診するようにしましょう。

緑内障の治療

最後に緑内障の治療について解説します。「緑内障になると失明してしまう」と考えている方もいるでしょう。

たしかに、**緑内障はゆっくりと進行してしまい、失明する恐れがある病気です。ひとたび欠けてしまった視野が回復することはありません。**また、あらゆる治療を行っても進行を止められない緑内障もあります。

しかし多くの場合、眼圧を下げられれば、緑内障はその進行を防いだり、遅らせたりできる病気であることも分かっています。緑内障を早期のうちに発見できれば、失明してしまう確率はぐっと下げられます。

緑内障の治療には、目薬、レーザー治療、手術などがある

具体的な緑内障の治療方法をそれぞれ解説すると、それだけで本が書けてしまうくらい、さまざまな種類がありますが、大きく分けて**治療方法には、薬物**

療法やレーザー治療、手術があります。初期の緑内障に対しては目薬の処方や、レーザー治療を行うこともあります。目薬も1種類だけのこともあれば、何種類も使っている方もいます。緑内障手術も初期の段階で行う場合もあれば、進行してから行う場合もあります。

このように、緑内障の治療はその種類が多く、治療の効果、副作用や合併症などによって、どの治療を用いるかが変わってきます。

さまざまな選択肢があるのは良いと思う方もいるでしょうが、それだけ最適な治療を選ぶのが難しい病気であることもまた事実です。

現時点では、緑内障は一生付き合う病気です。医学の進歩で画期的な治療が見つかる可能性はありますが、それまでは治療を続けていく必要があります。

また、緑内障の進行をできるだけ抑え、治療を最小限にするために、40歳以上の方は1年に1回、眼科検診を受けるようにお願いします。

COLUMN

姿勢で眼圧は変わる？

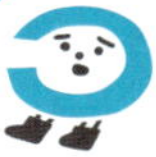

眼圧は常に変動しています。夜は高く、日中は低くなる他、季節によっても変化していて、夏よりも冬のほうが眼圧は高くなる傾向があります。

また、眼圧は姿勢の影響を受けるため、例えば、頭を心臓よりも下にすると眼圧が上がります。そのため、逆立ちやヨガの一部のポーズには注意が必要です。

また、寝るときの姿勢も眼圧に関係します。仰向けの姿勢に比べて、うつ伏せは目を圧迫してしまうため、眼圧が上がりやすいとされています。

ただし、これらの姿勢によってどの程度、症状を悪化させるかは分からない点も多いです。緑内障がある方や眼圧が高い方はこれらの姿勢を避けると安心です。無理のない範囲で、姿勢を意識した生活をすると良いでしょう。

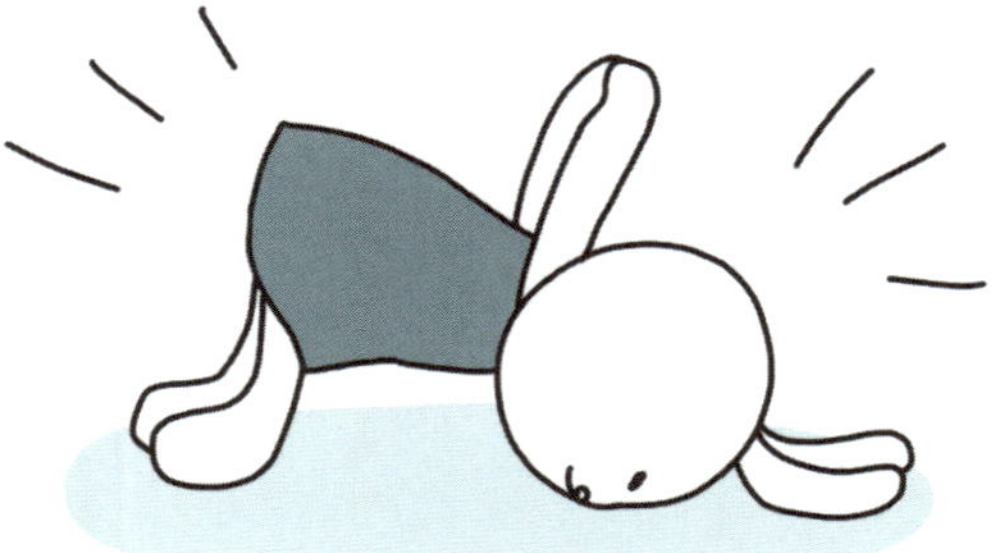

第
5
章

あなたの目の寿命を延ばす

目薬・眼科医の選び方

この章では、目薬・眼科の選び方について、
患者さんやフォロワーさんから
よくいただく質問をもとにポイントを解説します。
どの方にもきっと1つは
役立つ内容があるはずです。

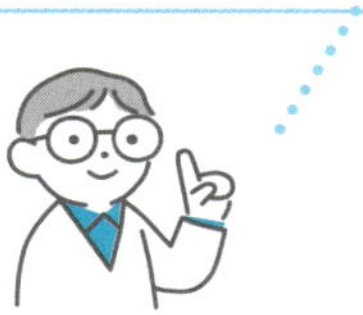

目薬はどうやって選べばいいの？

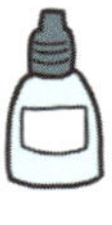

高い目薬と安い目薬は何が違う？

「目が乾いた」「目が疲れる」と感じて、ドラッグストアなどで目薬を買う方もいると思います。市販薬の種類は多く、価格は１本当たり１３０円くらいから１０００円超えまで非常に差があります。そのため「どれがいい目薬か分からない」「価格が高い目薬のほうが良いのでしょうか」という質問が絶えません。

目薬の価格は、含まれる成分とその濃さの違いなどで決まります。**価格の高い目薬には、たくさんの成分が入っており、その濃度も濃いことが多いです。**ただし、それらが必ずしも目の病気に効果がある成分とは限りません。実際、市販の目薬では「目の病気を治すために有効な成分」はかなり限定的です。

「高い目薬だから効くはずだ」と思い込んで、眼科を受診するタイミングが遅れてしまったり高価な目薬を大事に使うあまり、使用期限を過ぎた不衛生な目薬を使うほうが問題だと思います。

手ごろな目薬を、用法・用量通りに使うのが衛生的

一方、価格が手ごろな目薬は、含まれる成分が比較的少ない、あるいはその濃度が濃くないことが多いようです。そう聞くと「安い目薬は効果が低い」と思うかもしれません。

実際には、**手ごろな目薬でも十分な効果があることが多いですし、そもそも市販の目薬を使って効果がなければ、眼科を受診するのが理想です。**また、目薬の価格を抑えられると「もったいない」と目薬の使用を渋ることがなくなり、用法・用量通りに使える方が多い印象です。目薬を使用期限内に使い切れるようになるので、衛生面でも安心です。

僕は**「価格が手ごろな目薬を用法・用量通りに使って、使用期限が来たらきちんと破棄して、衛生的に使いましょう」**と患者さんには説明しています。

眼科医のつぶやき

市販薬では人工涙液の目薬がおすすめ。ドライアイのような症状への効果が期待でき、費用も抑えられます。コンタクトレンズをしていても使えます。ただ約10日で使い切る必要があるので、使用期限は必ず確認しましょう。

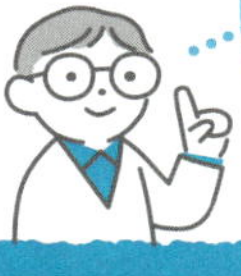

目薬の注意すべき4つの保管方法

目薬はとてもデリケートなので、保管方法を間違うと効果が弱まったり、不衛生になったりします。効果を最大限引き出すために正しい保管が重要です。

●目薬の保管時の4つの注意点

①直射日光を避け、涼しい場所に保管する
②凍結しないようにする
③浴室や洗面台など、湿度の高い場所に置かない
④防虫剤や湿布薬など、揮発成分を含むものの近くに置かない

目薬は室温保存（1～30℃）のものが多いのですが、中には「開封前は2～8℃」のように温度指定されたものもあります。注意点①②の条件を守れない**夏の車内や、氷点下になる地域で暖房のない部屋に放置すると、目薬の成分が**

分解され、本来の効果が得られないこともあります。また、湿度が高い場所はカビなどが繁殖しやすくなり、ボトルが不衛生になりがちです。

目薬の保管に最適なのは冷蔵庫のドアポケット

4つの条件を満たす場所として、僕は「冷蔵庫での保存」をおすすめしています。**冷蔵庫内は5℃前後のことが多く、温度指定のある目薬のほとんどはこの温度で大丈夫です。**また、目薬のボトルの先端にまつ毛が触れて起こる「細菌の繁殖」を抑えるためにも低温が良いでしょう。ただし、冷凍室やチルド室では目薬が凍結するため、ドアポケットでの保管が安心です。

また、目薬の保管や持ち運びで注意したいのが④です。**防虫剤や湿布薬に含まれる揮発成分（メンソールなど）が目薬のボトルを透過し、点眼時にしみたり、角膜の傷の原因になったりする恐れがあります。**目薬は湿布薬などと一緒に持ち運ばないようにしましょう。

同様に、目薬のボトルに油性ペンで直接字を書くと、揮発成分が目薬に透過する恐れがあります。使用期限や使用回数は目薬用の袋に書きましょう。

使い続けるときに注意すべき市販の目薬の成分

市販の目薬の中には長期間の使用によって悪影響を及ぼす恐れがある成分が含まれています。それは**ナファゾリン塩酸塩などの「血管収縮剤」と、塩化ベンザルコニウム（BAK）という「防腐剤」の2つの成分**です。

充血は病気のサイン。血管収縮剤の長期間使用は控える

ナファゾリン塩酸塩などの「血管収縮剤」は、血管を収縮させて充血を取ります。しかし、これは充血の原因を治しているわけではありません。むしろ、見かけ上は充血が解消してしまうため、**アレルギーや細菌による結膜炎やぶどう膜炎などの「重症化の恐れがある病気」の発見が遅れるかもしれません。**

特に、ぶどう膜炎は白内障や緑内障などの原因にもなりうるため、早期発見と治療が必要です。「人前に出るので目の充血を抑えたい」など、一時的に使うのは良いのですが、数日使っても改善しない場合は使用を控えましょう。

目薬を使いすぎると防腐剤が角膜を傷つける

もう一つの注意すべき成分「塩化ベンザルコニウム（BAK）」には防腐効果があり、このおかげで目薬は開封してから1か月以上使えるようになります。BAKを含まないと目薬の使用期限は短くなり10日程度での破棄が必要です。

しかし、このBAKは角膜の傷の原因になることがあります。特に、1日何回も目薬をさす場合や、何種類もの目薬を使う場合に、傷がつきやすくなります。BAKを含む目薬を使って、目のゴロゴロ感、不快感などの症状が出てきたら、角膜に傷がついているかもしれません。

また、BAKがコンタクトレンズに付着すると、角膜に接触する時間が長くなります。さらに、ソフトレンズはレンズ自体が変質し、見えにくさの原因になることがあります。BAKが含まれる目薬をさす場合はレンズを外し、目薬をさして5分以上あけてからレンズをつけましょう。コンタクト装着時はBAKを含まない人工涙液など、専用の目薬を使用すると安心です。

どちらの成分も短期間で悪影響を及ぼすわけではありませんが要注意です。

眼科医のつぶやき

血管収縮剤を含む目薬を長期間使うと、充血が悪化する場合があります。これは、薬の効果が切れると血管が拡張するからです。充血が続く場合は原因を探すために眼科を受診しましょう。

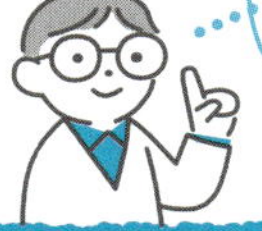

僕ならここを受診する。「良い眼科医」を見分ける5つのポイント

「せっかく受診するなら良い眼科医に診てほしい!」

大事な目を守るために、良い病院を選びたいと思うのは当然です。しかし、専門知識がないと「どの病院を受診したら良いのか」という判断が難しいと思います。そこで、**眼科医である僕自身が目の病気になったら、どうやって良い眼科を選ぶか、5つのポイントを解説します。**

①通院しやすい

自宅や職場などから通いやすい距離にある眼科を選ぶのが基本です。もちろん、名医がいれば遠くまで足を運んでも良いでしょう。しかし、基本的には通院しやすい距離にあることが重要です。また、距離だけではなく交通の便や、診察日、診察時間などが自分に合っている医療機関を選びましょう。

②医師が話をよく聞いてくれる

どんな症状で困っているのか、話をきちんと聞いてもらえることはとても大切です。眼科では自覚症状の変化なども重要です。患者の声に耳を傾け、「どんな治療が適しているのか？」について主治医がきちんと説明してくれる医療機関は、患者さんを大切にしていることが多い印象です。

③アフターケアが万全

眼科は、継続的な経過観察や治療が欠かせない診療科の一つです。特に、手術や治療を受けた後の対応が非常に重要です。しかし、これは事前に経験できないため、インターネットの口コミや親しい人からの評判が頼りになります。実際に、患者さんから「〇〇医院は手術後に出た症状を伝えても、納得のいく説明がなかった」と聞くことがあります。もちろん、1人の意見だけで判断するのは望ましくはないですが、複数名からの評価が低い医療機関は避けたほうが良さそうです。

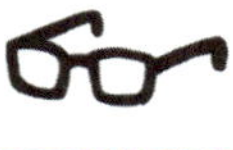

④眼科専門医が診療している

日本眼科学会認定の眼科専門医が在籍している医療機関のほうがより望ましいです。もちろん「眼科専門医なら良い眼科医だ」とは必ずしも言えませんが、眼科医として最低限の研修を終えていることには間違いありません。医院のHPに明記されていることが多いのですが、左のサイトでも検索できます。

公益財団法人　日本眼科医学会HP

⑤最低限の検査機器が揃っている

目の病気の診断にはさまざまな検査機器が必要ですが、「光干渉断層計（OCT）があるかどうか」は一つの目安になります。OCTは、緑内障の早期発見だけでなく、加齢黄斑変性症などの診断に有用です。多くの眼科が保有していますが、中にはない眼科もあります。適切な診断と治療には欠かせない機器なので、僕が患者であればOCTがないところは基本的には選びません。HPの「設備」や「検査機器」の箇所に掲載されることが多いので確認しましょう。

なお、これらの5つのポイントは、あくまで「客観的に判断できる指標」です。医師も人間ですから、相性もあります。5つの条件すべてを満たしていても満足できないと思う場合もあるでしょうし、条件を満たしていなくても、満足する結果が得られることもあります。

今は、**患者側が医師を選べる時代になってきました。診断や治療方法に納得がいかないまま、同じ眼科に通院し続ける必要はありません。**医療機関を変えることで、状態が好転したり、診断が変わったりすることもあります。医療機関選びを間違えないために、この5つのポイントが皆さんの眼科選びの参考になれば嬉しいです。

おわりに

最後まで読んでいただき、本当にありがとうございました。

本書は、私が行ってきた啓発活動の内容と、診察室での患者さんの疑問をもとに、目についての知識をまとめたものです。きっと、読者の皆さんにとって新しい発見や知らなかった情報もあったのではないでしょうか。

常に外に露出している目は、非常に繊細な器官です。現在は正常でも、1か月後に同じ状態が続くとは限りません。

目の状態を知るための手助けとして、本書にはセルフチェックも付けました。ぜひ月に一度は実施してみてください。セルフケアを試してみても改善が見られない場合は、ぜひ私たち眼科医に相談してください。

目の健康を守るためには、眼科医だけではなく、ご自身の意識が大切なのです。

最後に、医師としての基礎を築いてくださった水木教授、山田准教授をはじめとする上司の方々、また、動画の内容の利用を快諾くださった有田玲子先生、素晴らしいイラストを作成してくださったみみすけ先生にも、この場を借りて心より感謝申し上げます。

そして、いつも応援してくださるフォロワーの皆さん、読者の皆さんがいてこそ、私の啓発活動が成り立っています。本当にありがとうございます。これからも皆さんの目の健康を守るため、私自身の知識や技術をアップデートし続けていきます。診察や啓発活動はこれからも続けていきますので、引き続きよろしくお願いいたします。

眼科専門医　栗原大智

ドライアイ研究会診療ガイドライン作成委員会，『ドライアイ研究会診療ガイドライン』，「日本眼科学会雑誌」2019, 123(5), p.489-592

日本コンタクトレンズ学会，「こすり洗いの必要性」, http://www.clgakkai.jp/general/study02-3.html, 参照2025-01-05

眼科医 有田玲子先生のドライアイ診察室，「ドライアイに、即効効果のまばたき運動！詳しく解説！」, https://www.youtube.com/watch?v=MyoWQbyKFOU, 参照2025-01-05

Brien A Holden ほか, "Global Prevalence of Myopia and High Myopia and Temporal Trends from 2000 through 2050", Ophthalmology, 2016, 123(5), p.1036-1042

四部倉エリサほか, "Current Prevalence of Myopia and Association of Myopia With Environmental Factors Among Schoolchildren in Japan", JAMA Ophthalmology, 2019, 137(11), p.1233-1239

D I Flitcroft, "The complex interactions of retinal, optical and environmental factors in myopia aetiology", Progress in Retinal and Eye Research, 2012, 31(6), p.622-660

Samantha Sze-Yee Leeほか, "Incidence and Progression of Myopia in Early Adulthood", JAMA Ophthalmology, 2022, 140(2), p.162-169

日本眼科学会屈折矯正委員会，『屈折矯正手術のガイドライン（第8版）』，「日本眼科学会雑誌」2024, 128(2), p.135-138

日本コンタクトレンズ学会オルソケラトロジーガイドライン委員会，『オルソケラトロジーガイドライン（第2版）』，「日本眼科学会雑誌, 2017, 121(12), p.936-938

李世明ほか, "Efficacy, Safety and Acceptability of Orthokeratology on Slowing Axial Elongation in Myopic Children by Meta-Analysis", Current Eye Research, 2016, 41(5), p.600-608

平岡 隆弘ほか, "Long-term effect of overnight orthokeratology on axial length elongation in childhood myopia: a 5-year follow-up study", Investigative Ophthalmology & Visual Science, 2012, 53(7), p.3913-3919

平岡 隆弘ほか, "Safety and efficacy following 10-years of overnight orthokeratology for myopia control", Ophthalmic and Physiological Optics, 2018, 38(3), p.281-289

田邉 弘隆ほか, "A Novel Lid Hygiene Detergent Successfully Eliminated Demodex Mites, a Common Pathogen of Refractory Obstructive Meibomian Gland Dysfunction", Journal of Oleo Science, 2021, 70(6), p.799-805

日本弱視斜視学会，「動眼神経麻痺」, https://www.jasa-web.jp/general/medicallist/strabismus/strabismus5, 参照2025-01-05

W A van den Boschほか, "Blepharoptosis induced by prolonged hard contact lens wear", Ophthalmology, 1992, 99(12), p.1759-1765.

Jennifer S. N. Verhoekxほか, "Soft contact lens induced blepharoptosis", Acta Ophthalmologica, 2019, 97(1), p1-120, e1-e144

Orapan Aryasitほか, "Efficacy of baby shampoo and commercial eyelid cleanser in patients with meibomian gland dysfunction: A randomized controlled trial", Medicine(Baltimore), 2020, 99(19), e20155

木下茂「後部硝子体剥離後のワイスリングに対するYAGレーザービトレオライシスの安全性と有効性の評価」, https://center6.umin.ac.jp/cgi-open-bin/ctr/ctr_view.cgi?recptno=R000041612, 参照2025-01-30

レーザービトレオライシス研究会，「飛蚊症治療 研究会員所属施設」, https://laser-vitreolysis.net/physician/, 参照2025-01-05

公益社団法人日本白内障屈折矯正手術学会，「白内障とは」, http://www.jscrs.org/index/page/id/76, 参照2025-01-05

根本和乃ほか, "Nationwide Prospective Cohort Study on Cataract Surgery With Multifocal Intraocular Lens Implantation in Japan", American Journal of Ophthalmol, 2019, 208, p.133-144.

ノバルティスファーマ株式会社，「アムスラーチャートで自己チェック」, https://www.healthcare.novartis.co.jp/moumaku/selfcheck, 参照2025-01-05

日本網膜硝子体学会新生血管型加齢黄斑変性診療ガイドライン作成ワーキンググループ，『新生血管型加齢黄斑変性の診療ガイドライン』，「日本眼科学会雑誌」2024, 128(9), p.680-698

J Thorntonほか, "Smoking and age-related macular degeneration: a review of association", Eye, 2005, 19, p.935–944

"Jennifer S. L. Tanほか,""Smoking and the Long-term Incidence of Age-Related Macular Degeneration The Blue Mountains Eye Study"", Archives of Ophthalmological Research, 2007, 125(8), p.1089-1095"

大島祐司ほか, "Progression of age-related macular degeneration in eyes with abnormal fundus autofluorescence in a Japanese population: JFAM study report 3", PLoS One, 2022, 17(2), e0264703

公益財団法人日本眼科学会・公益財団法人日本眼科医会，「ステロイド点眼薬使用時の注意」, https://www.gankaikai.or.jp/info/20190520_steroidv3.pdf, 参照2025-01-05

Jessica V. Jasienほか,"Intraocular Pressure Rise in Subjects with and without Glaucoma during Four Common Yoga Positions", PLoS ONE, 2015, 10(12), e0144505

5章

公益社団法人日本眼科医会，「眼科専門医を探す」, https://member.nichigan.or.jp/josWebMember/html/senmoni_search_index.html, 参照2025-01-05

参考文献

1章

公益社団法人日本眼科医会，「近視予防の啓発動画　進む近視から世界を守ろう大作戦！」，https://www.gankaikai.or.jp/info/detail/post_132.html, 参照2025-01-05

公益社団法人日本眼科医会，「屈折異常と眼精疲労」，https://www.gankaikai.or.jp/health/28/index.html, 参照2025-01-05

内閣府，『令和6年版高齢社会白書』第2節 2健康・福祉 p30.https://www8.cao.go.jp/kourei/whitepaper/index-w.html, 参照2025-01-05

Prof Gill Livingston, MDほか，“Dementia prevention, intervention, and care: 2024 report of the Lancet standing Commission”, The Lancet Commissions, 2024, 404(10452), p.572-628

吉田悠人ほか,“Impact of cataract surgery on cognitive impairment in older people”, Acta Ophthalmologica, 2024, 102(4), p.e602-e611

春日俊光ほか，“Visual impairment as an independent risk factor for falls in hospitalized patients”, Canadian Journal of Ophthalmology, 2017, 52(6), p.559-563

厚生労働省，『令和4年国民生活基礎調査』Ⅳ 介護の状況　p28, https://www.mhlw.go.jp/toukei/saikin/hw/k-tyosa/k-tyosa22/index.html, 参照2025-01-05

Andrea C Triccoほか，“Comparisons of Interventions for Preventing Falls in Older Adults: A Systematic Review and Meta-analysis”, JAMA, 2017, 18(17), p.1687-1699

2章

American Academy of Ophthalmology, “Computer Vision Syndrome (Digital Eye Strain)”, https://eyewiki.org/Computer_Vision_Syndrome_(Digital_Eye_Strain), 参照2025-01-05

日本眼科学会，日本眼科医会，日本近視学会，日本弱視斜視学会，日本小児眼科学会，日本視能訓練士協会，「小児のブルーライトカット眼鏡装用に対する慎重意見」，2021年4月3日，https://www.gankaikai.or.jp/info/20210414_bluelight.pdf, 参照2025-01-05

Sumeer Singhほか，“Do Blue-blocking Lenses Reduce Eye Strain From Extended Screen Time? A Double-Masked Randomized Controlled Trial”, American Jounal of Ophthalmology, 2021, 226, p.243-251

3章

張 友娟ほか，“Analysis of Secondhand Smoke Exposure and Myopia Among Children Aged 6 to 8 Years in Hong Kong”, JAMA Network Open, 2023, 6(5), e2313006

D I Flitcroft“The complex interactions of retinal, optical and environmental factors in myopia aetiology”, Progress in Retinal and Eye Research, 2012, 31(6), p.622-660

日本禁煙学会，「屋外における受動喫煙防止に関する日本禁煙学会の見解と提言」2006年3月25日，http://www.nosmoke55.jp/action/0603okugai.html, 参照2025-01-05

一般社団法人日本コンタクトレンズ協会，「安全に使用するためにこんな使い方をしたらダメ」，https://www.jcla.gr.jp/safely, 参照2025-01-05

日本緑内障学会，「緑内障疫学調査『日本緑内障学会多治見緑内障疫学調査（通称：多治見スタディ）』報告」，https://www.ryokunaisho.jp/general/ekigaku/tajimi.php, 参照2025-01-05

趙宇翔ほか，“Recent Epidemiology Study Data of Myopia”, Japanese Journal of Ophthalmology, 2020, 4395278

LIME研究会，「MGDについて」，https://www.lime.jp/public/mgd.html#tit-lyd, 参照2025-01-05

Emily Y. Chewほか，“The Age-related Eye Disease Study 2 (AREDS2)”, Ophtalmology, 2012, 119(11), p.2203-2422, e1-e3

Yang, Wan-Juほか，“Risk Factors for Dry Eye Syndrome A Retrospective Case-Control Study”, Optometry and Vision Science, 2015, 92(9), p.e199-e205

Daisy Laanほか，“Myopia progression in children during home confinement in the COVID-19 pandemic: A systematic review and meta-analysis”, Journal of Optometry, 2024, 17(1), 100493

伊谷 修ほか，“Short sleep duration, shift work, and actual days taken off work are predictive life-style risk factors for new-onset metabolic syndrome: a seven-year cohort study of 40, 000 male workers”, Sleep Medicine, 2017, 39, p.87-94

Séverine Sabiaほか，“Association of sleep duration in middle and old age with incidence of dementia” Nature Communications, 2021, 12(1), 2289

羽生田 明子ほか，“Relationship between unhealthy sleep status and dry eye symptoms in a Japanese population: The JPHC-NEXT study”, The Ocular Surface, 2021, 21, p.306-312

4章

公益財団法人日本眼科学会，「眼精疲労（目の疲れ）」，「眼の付属器」，「ドライアイ」，「SMILE」，「アレルギー性結膜炎」，「黒いものが飛ぶ 飛蚊症」，「白内障」，「加齢黄斑変性」，「緑内障といわれた方へ―日常生活と心構え―」，https://www.nichigan.or.jp, 参照2025-01-05

Marcia Ines Silvaniほか，“The influence of blue light on sleep, performance and wellbeing in young adults: A systematic review”, Frontiers in Physiology, 2022, 13, 943108

内野美紀ほか，“Prevalence and risk factors of dry eye disease in Japan: Koumi study”, Ophthalmology, 2011, 118(12), p.2361-2367

著者

栗原大智　くりはら だいち

日本眼科学会眼科専門医。

関東近郊の総合病院で眼科診療に従事するかたわら、Webメディア「オンライン眼科」の編集長兼眼科医ライターとして、500以上の記事を執筆。

目の健康、眼科に関する記事をほぼ毎日作成している。X（ドクターK@眼科医パパ）アカウントはフォロワー 5.2万人超。
■Webメディア「オンライン眼科」https://doctork1991.com
■Xアカウント https://x.com/doctorK1991
■メディア出演/寄稿
「ABEMAヒルズ」「日経メディカル」「Medical DOC」「JAFMate　online」ほか多数

眼科専門医が教える最新知識

スマホ時代の「眼」メンテナンス

著　者　栗原大智
発行者　清水美成
編集者　梅野浩太
発行所　**株式会社 高橋書店**
〒170-6014 東京都豊島区東池袋3-1-1 サンシャイン60 14階
電話　03-5957-7103

ISBN978-4-471-03202-9

本書の内容についてのご質問は「書名、質問事項（ページ、内容）、お客様のご連絡先」を明記のうえ、郵送、FAX、ホームページお問い合わせフォームから小社へお送りください。

回答にはお時間をいただく場合がございます。また、電話によるお問い合わせ、本書の内容を超えたご質問にはお答えできませんので、ご了承ください。

本書に関する正誤等の情報は、小社ホームページもご参照ください。

【内容についての問い合わせ先】
書　面　〒170-6014 東京都豊島区東池袋3-1-1 サンシャイン60 14階
高橋書店編集部
ＦＡＸ　03-5957-7079
メール　小社ホームページお問い合わせフォームから　(https://www.takahashishoten.co.jp/)

【不良品についての問い合わせ先】

ページの順序間違い・抜けなど物理的欠陥がございましたら、電話03-5957-7076へお問い合わせください。ただし、古書店等で購入・入手された商品の交換には一切応じられません。